朱立国　主编

骨伤专家谈骨健康

——脊柱疾病

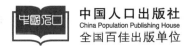
中国人口出版社
China Population Publishing House
全国百佳出版单位

图书在版编目（CIP）数据

骨伤专家谈骨健康.脊柱疾病 / 朱立国主编. -- 北京：中国人口出版社，2022.1
ISBN 978-7-5101-8002-6

Ⅰ.①骨… Ⅱ.①朱… Ⅲ.①脊柱病 诊疗 Ⅳ.①R68

中国版本图书馆CIP数据核字（2021）第185433号

骨伤专家谈骨健康——脊柱疾病
GU SHANG ZHUANJIA TAN GU JIANKANG——JIZHU JIBING

朱立国　主编

责 任 编 辑	周炳然　张宏君
装 帧 设 计	北京楠竹文化发展有限公司
责 任 印 制	林　鑫　王艳如
出 版 发 行	中国人口出版社
印　　　刷	成业恒信印刷河北有限公司
开　　　本	710毫米×1000毫米　1/16
印　　　张	14.5
字　　　数	225千字
版　　　次	2022年1月第1版
印　　　次	2022年1月第1次印刷
书　　　号	ISBN 978-7-5101-8002-6
定　　　价	79.00元

网　　　址	www.rkcbs.com.cn
电 子 信 箱	rkcbs@126.com
总编室电话	（010）83519392
发行部电话	（010）83510481
传　　　真	（010）83538190
地　　　址	北京市西城区广安门南街80号中加大厦
邮 政 编 码	100054

编　委　会

主编简介

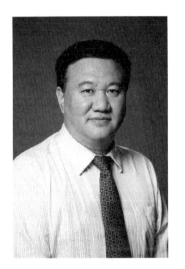

朱立国，男，汉族，中共党员，1961年9月生，主任医师，医学博士，博士生导师，中国中医科学院首席研究员，国际欧亚科学院院士，卫生部有突出贡献中青年专家，享受国务院政府特殊津贴。朱立国主任医师从事中医骨伤科临床、科研、教学工作37年，主持国家"十五"科技攻关、"十一五""十二五"科技支撑计划、国家自然科学基金重点项目等多项国家级课题，作为第一完成人荣获国家科学技术进步二等奖2项、省部级科研奖励一等奖6项。兼任中华中医药学会骨伤科分会主任委员、北京中医药学会骨伤科分会主任委员等职务。曾荣获吴阶平医药创新奖、国家中医药领军人才计划——岐黄学者、全国医德标兵、全国五一劳动奖章、全国先进工作者、全国抗震救灾模范、全国优秀科技工作者、首都名中医等荣誉称号。

随着现代社会的发展，人们的生活和工作方式发生了很大变化，手机使用频繁，在电脑、电视前久坐成了常态，加之运动减少或不当，使颈、胸、腰部不适和相关的骨伤科疾病发病率居高不下。与此同时，患者对于这类疾病的认识存在很多不足，不少人在患病后多是借助网络信息渠道来了解疾病的防治知识，而由于网络解答在专业性和规范性上存在许多缺陷，导致一些患者错过了最佳治疗时机，不但增加了医疗支出，甚至加重了病情。

国际欧亚科学院院士、中国中医科学院望京医院朱立国主任医师和他的医疗团队有几十年的骨伤临床经验，尤其是在颈椎病、腰椎退行性疾病等常见的骨伤科疾病的诊疗上，他们不但致力于对这类疾病的医治，而且还进行了深入的临床和基础研究，取得了丰富的科研成果，荣获了两项国家科技进步二等奖等诸多奖项。与此同时，他们还在门诊和病房长时间地、有针对性地进行骨伤科疾病的科普和答疑，不仅让患者能从专科医生这里得到系统的诊疗，而且还用通俗易懂的语言指导患者如何进行专业的预防保健。

朱立国主任医师一直在思考一个问题，怎么才能让更多人获取临床上的专业知识？经过多年的实践和经验积累总结，"骨伤科系列科普"丛书应运而生。《骨伤专家谈骨健康——脊柱疾病》作为该丛书中的第一本科普性书籍，凝结了中国中医科学院望京医院朱立国、杨克新等一线临床医师的宝贵经验，凝聚了该团队在中医骨伤科研究方面的科研成果和思想精华。

本书对困扰患者有关脊柱疾病的相关问题和临床咨询进行了收集和分类，在此基础上进行了专业的科普答疑，并进行了日常预防保健的宣传与指导。从"未病先防"的大医精神出发，介绍了预防骨伤疾病方面的大量知识，是一部集预防、保健、诊疗、康复于一体的骨伤科普全书。

我相信这套丛书的出版将填补骨伤科专业科普的空白，会让更多人通过自我阅读就能对脊柱常见疾病有基本的、正确的、系统的认识，也会为人们更好地适应现代生活与工作的快节奏提供一个更专业的健康指导。

因此，有感于本书的专业性和实用性，以及医者仁心的大爱思想，我欣然作序。

国医大师
长春中医药大学终身教授

目 录

第一章 落 枕

第二章 项背肌筋膜炎

第三章 腰背肌筋膜炎

第四章 神经根型颈椎病

第五章 颈性眩晕

第六章　脊髓型颈椎病

第七章　颈椎间盘突出症

第八章　胸椎小关节紊乱

第九章　棘上/棘间韧带炎

第十章　胸腰椎骨折

第十一章　后纵韧带骨化症

第十二章　急性腰扭伤

第十三章　腰肌劳损

第十四章　腰椎骨关节炎

第十五章　腰椎间盘突出症

第十六章　腰椎管狭窄症

第十七章　腰椎失稳症

第十八章　腰椎滑脱症

第十九章　退行性脊柱侧凸症

第二十章　特发性脊柱侧凸

第二十一章　骨质疏松症

第二十二章　骨盆倾斜

第一章 落 枕

不少人有过这样的经历：清晨一觉醒来，发现脖子或肩膀无法转动了，即使是稍微扭头，脖子便会有剧烈的疼痛感。出现这种情况，很可能是落枕的缘故。

落枕是一种以颈项强痛，活动受限为主要表现的骨科常见病、多发病。国内外关于此病的发病率统计较少，现代医学将其归入"急性颈痛"范畴。一项研究显示，普通人群中急性颈痛的发病率为 14.6% 左右，首次发病后 1～5 年内复发的概率为 50%～85%。近年来，该病在青少年及儿童群体中的发病率也呈上升趋势。

一项调查显示，该病的高危人群对这一疾病的早期预防及病后诊治的了解度和认知度极低，"病急乱投医"导致治疗延误的现象时有发生，给自己的身体健康造成负担，对家庭也造成很重的影响。所以，对落枕相关的临床表现，治疗和后期康复知识的普及显得十分重要。

本章内容将重点帮助患者全方位了解与落枕相关的概念、病因、临床表现、治疗方法、后期的康复及预防的手段。

落枕是颈部软组织常见的损伤

1. 颈部肌群支配头部和颈肩部的各种活动

颈部的肌群有颈阔肌、胸锁乳突肌、菱形肌、斜方肌、头夹肌、斜角肌、肩胛提肌、半棘肌等，这些肌群支配头部和颈肩部各种活动。在临床中出现落枕的主要原因是，胸锁乳突肌、肩胛提肌及斜方肌发生痉挛。胸锁乳突肌起始于胸骨柄及锁骨内侧 1/3，终止于颞骨乳突外侧、枕骨上项线的外侧 1/3，主要作用是一侧收缩使头转向对侧，双侧收缩头向后仰，由副神经及颈 2～3 神经前支支配；肩胛提肌起始于肩胛内上角及脊柱缘上段，终止于颈 1～4 横突，主要作用是上提肩胛骨，由肩胛背神经颈 4～6 神经支配；斜方肌起始于上项线、枕外隆突、项韧带及全部胸椎棘突，终止于锁骨外 1/3、肩峰及肩胛冈，主要作用是拉肩胛骨向中线靠拢，上部纤维提肩胛骨，下部纤维降肩胛骨，主要由副神经支配。

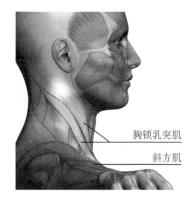

胸锁乳突肌

斜方肌

胸锁乳突肌与斜方肌

　　如果颈部受到长时间的劳损或外力的牵拉，将会导致颈部的肌肉群张力平衡失调，便可产生颈部肌肉损伤性痉挛和疼痛。颈部浅筋膜围绕整个颈部，包绕斜方肌和胸锁乳突肌，颈部的筋膜位于浅筋膜及颈阔肌的深面，各处厚薄不一，围绕颈项部的肌肉、器官，并在血管和神经周围形成纤维鞘，以维护颈部各系统的完整性而起着保护作用。如果颈部受外力牵拉过久，受到损伤，颈项部的相应部

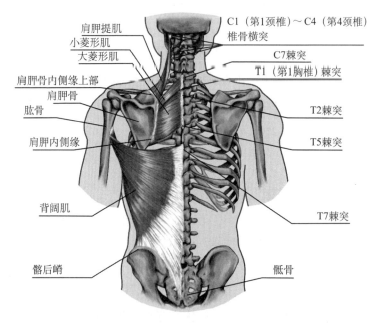

肩胛提肌

小菱形肌

大菱形肌

肩胛骨内侧缘上部

肩胛骨

肱骨

肩胛内侧缘

背阔肌

髂后嵴

C1（第1颈椎）～C4（第4颈椎）椎骨横突

C7棘突

T1（第1胸椎）棘突

T2棘突

T5棘突

T7棘突

骶骨

颈背部的肌肉

位便可出现疼痛不适的感觉。

2. 落枕多发生于睡梦间

落枕是指颈部因突然后仰或前屈，或因为睡姿不良、枕头过高或过低、睡熟后颈肩部裸露风吹着凉等，导致颈部肌肉痉挛、强直、酸胀、疼痛以致转动失灵的一类病症。落枕又名为"失枕""失颈"，是颈部软组织常见的损伤之一，多见于青壮年，男性多于女性，冬春季发病率较高。其发病特点为：睡前无任何症状，晨起后颈肩部疼痛，活动受限。轻者无须治疗，几日便可自行痊愈；重者疼痛严重并向头部及上肢部放射，可迁延数周不愈，严重影响患者的日常工作和生活。迁延不愈超过3个月会转为慢性颈痛。若成年人反复发作，则要考虑颈椎病的前驱症状。

落枕的常见症状

1. 颈部疼痛

颈部疼痛是患者感觉最明显的症状，一般表现为患者起床后感觉颈肩部疼痛不适，动则痛甚，像被一根筋拉扯着，以一侧居多；体位改变后，颈部肌群力量也会改变，从而引起疼痛加重，有时会累及胸背部。

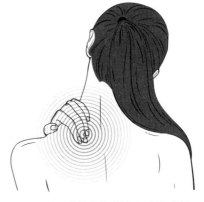

颈部疼痛是落枕患者感觉最明显的症状

2. 颈部活动受限

患者颈部活动明显受限，如难以左右旋转、前屈和后伸、左右侧弯等。有些患者因为疼痛会把颈项相对固定在某一体位，甚至会用一手扶持颈项部，以减少颈部活动，缓解不适症状。

3. 项背部及颈肩部压痛明显

给患者做检查时，颈部肌肉会有明显的压痛，浅层肌肉会有痉挛、僵硬，触摸时会有条索感。

当出现以上症状时，首先考虑为落枕，如果疼痛持续不解，进行性加重，严重影响到生活和工作质量，则需尽快到正规医院进行相关检查，接受治疗。

导致落枕的常见因素

1. 长期伏案工作，运动量少

落枕好发于青壮年人群，因此类人群多长时间伏案工作，运动量少，导致颈部肌肉处于持续紧张状态，时间较长可发生静力性损伤，使伤处气血运行不畅，局部疼痛不适。此外，由于生活方式的改变，青少年的发病率近年来也逐渐增加。

2. 睡卧姿势不当

由于患者睡卧时姿势不良，枕头过高或过低，使一侧肌肉强烈牵拉，如果肌肉长时间处于过度牵拉状态而得不到松弛，就会使肌肉两端的软组织造成损伤。同时，损伤、疼痛又会引起保护性肌肉痉挛，导致颈部向一侧转动受限。这是由于斜方肌和胸锁乳突肌位于颈部浅层，离颈部轴心距离最大，当颈部处于非中立位时，一侧斜方肌和胸锁乳突肌的拉长最多，所承受的牵拉力也最大。

3. 颈部受寒

若天气及季节更替变化，或夜间颈部裸露，颈部受寒，可使浅层肌肉发生痉挛，局部血管收缩，寒凝筋脉，气血不畅，并使神经受到挤压，导致疼痛，肌痉挛进而加重的恶性循环。

4. 颈椎间关节错位

当患者颈椎稳定性下降，或颈部动作不协调时，会使椎骨旋转，椎间关节错位。椎间关节错位会导致关节囊受牵拉，刺激神经引起疼痛的感觉，一般疼痛较轻，无明显肌痉挛。椎间关节错位会导致滑膜嵌顿于错位的关节面之间，导致剧烈疼痛，反射性肌痉挛。椎间关节错位还会导致椎间孔变窄，前后径变小。若患者已有该节段骨质增生、椎间孔变小的情况，就会引起神经根的刺激或压迫。

落枕所需的检查

1. 病史采集

晨起突感颈后部、上背部疼痛不适，以一侧为多，或有两侧俱痛者。多数患者可回想到昨夜睡眠位置欠佳。工作性质多以长期伏案工作为主。

2. 体格检查

（1）压痛点：颈部周围可有明显的压痛，常见压痛范围包括胸锁乳突肌、斜方肌、菱形肌及肩胛提肌等，急性期疼痛剧烈，压之无法忍受。

（2）颈部活动：颈部主动旋转活动受限；被动做头部旋转或颈部过伸活动，会引起颈痛和肌肉痉挛，且伴有明显压痛的条索状肌束。

（3）头部牵引试验：检查者用双手稍许用力将患者头颈部向上牵引，落枕患者会感到疼痛加剧，颈型颈椎病患者则会出现症状消失或缓解感。

（4）封闭疗法试验：检查者用 1% 普鲁卡因对疼痛点封闭注射，落枕患者会感到疼痛症状消失或明显缓解，而颈型颈椎病患者多无显效。

3. 影像学检查

颈椎 X 线、CT、磁共振成像（MRI）等影像学检查结果多为阴性，部分患者可观察到颈椎曲度改变、骨质增生等。

4. 与相似疾病的鉴别诊断

落枕需要同颈部疼痛疾病相鉴别，如颈部软组织炎症、颈椎病、骨折、脱位、结核、肿瘤等，临床上通过完善颈椎 X 线、磁共振成像等影像学检查排除上述颈部疾病。其中，颈部软组织炎症可表现为局部红、肿、热、痛等炎症反应，血象明显异常；颈椎病可表现为患者上肢出现放射痛、麻木甚至肌无力等症状，X 线、CT、磁共振成像可见椎间孔狭窄、神经根被压迫等。颈部肿瘤较其他病少见，但后果很严重，但凡疼痛进行性加重，长期没有缓解，均应进行影像学检查加以排除。

落枕也分类型

1. 根据损伤的部位分为五大类型

（1）胸锁乳突肌损伤型：患者在胸骨柄和锁骨内侧端，耳后乳突部位有明显的压痛，头部不能旋转，必须与躯干一同旋转。

（2）肩胛提肌损伤型：患者在肩胛骨内上角和颈1～4横突处有明显压痛，医生一手按住压痛点，另一手扶持头部旋转，让肩胛提肌被动拉伸，可迅速解除肩胛提肌痉挛，疼痛缓解，活动范围加大。

（3）斜方肌损伤型：患者头部有30度左右的旋转范围，在斜方肌起止点处有明显压痛。

（4）颈椎小关节紊乱型：患者在脊柱后正中线旁开2厘米颈椎小关节体表投影处有硬结、条索和压痛，颈椎活动严重受限。

（5）颈肌筋膜炎型：患者颈部疼痛点广泛，活动受限不明显。

2. 临床常见分型

（1）单纯型：青少年多见，首次发病，病性急，病程短，颈部疼痛和活动受限明显。

（2）反复发作型：青中年居多，有落枕病史，经常性发病，有长期颈部的不适感觉，遇诱发因素即可发病。病程相对较长，病位相对较广泛。

（3）颈椎病型：此型临床较少见，多为中老年人，且首次发病，典型的落枕症状并伴有眩晕或患侧上肢麻木等类似由颈椎病引起的症状。

落枕症状严重者需尽早治疗

落枕一般可以自愈，恢复时间与自身体质及疾病轻重有关。症状比较严重，颈椎情况不明时，则需到正规医院尽早接受治疗，以减轻颈部疼痛，避免病情发展，加快康复。

临床上治疗落枕的方法有很多，中医更是对落枕的治疗有独特的方法，疗效显著。本节将对治疗方法做简要介绍，帮助患者了解适宜的方法进行治疗。

1. 中医疗法

（1）针刺疗法：治法主要是舒筋活络，调和气血。以阿是穴和手太阳、足少阳经穴为主。主穴选外劳宫、天柱、阿是穴、后溪、悬钟。配穴如病在督脉、太阳经者，配大椎、束骨；病在少阳经者，配风池、肩井。如风寒袭络，配风池、合谷；气滞血瘀则选内关、合谷。外劳宫是治疗落枕的经验穴；天柱、阿是穴可舒缓局部筋脉；后溪、悬钟调节督脉、太阳经脉气血。

具体操作：让患者端坐在椅子上，头向前倾，取准穴位后进行消毒，毫针直刺外劳宫、悬钟、后溪，持续捻转直至得气，嘱患者慢慢活动颈部，再留针10～15分钟，一般颈项疼痛会立即缓解。还可以在针刺得气的基础上通以电针，应用电针仪输出脉冲电流，通过毫针作用于颈部疼痛部位，一般每次持续通电15～20分钟，接通电针后患者可出现得气感或见肌肉做节律性收缩，治疗时令患者做颈部活动。

（2）拔罐法：具有通经活络、行气活血、消肿止痛等作用，是对机体产生的一种良性刺激，促使功能恢复正常，再加上温热作用，可以使颈部血管扩张，促进局部的血液循环，改善充血状态和营养状态，促使疾病好转。

具体操作：先选取局部压痛点，用闪火法将罐吸附于应拔部位，随即取下，再吸附、再取下，反复吸拔至皮肤潮红。再施以留罐法，将罐留在疼痛部位，留置10～15分钟，待皮肤潮红或皮下淤血呈紫黑色后将罐具取下。

（3）推拿按摩法：是治疗落枕的常规方法。现代医学认为，推拿对病变局部血运改善及病变组织修复具有促进作用。中医推拿手法作用于体表经络、穴位及病变部位，可以起到祛风散寒、温经通络、解痉止痛的作用，对治疗落枕能起到立竿见影的效果。

常用的推拿手法有揉法、拔伸法、点按法、擦法、提拿法等。操作者要注意动作柔和轻巧，沉稳有力，防止继发性颈肌损伤。

（4）耳穴压豆法：具有调节神经平衡、镇静止痛、疏通经络、调和气血、补肾的作用。对于落枕一般选取肩、颈、神门等穴位。

具体操作：选择1～2组耳穴，探查耳穴找出阳性反应点后消毒，将耳穴贴贴在穴位上，轻轻揉压几分钟，使患者有明显的灼热痛胀感为宜。其间每日按压数次，双耳交替，保留三天后取掉，如患者为颈部疼痛强烈的青壮年人群宜用强刺激，儿童、年老体弱者宜用轻刺激。

（5）中药及中成药疗法：中医学认为，急性落枕或因睡姿不良，致颈部筋脉损伤，或因肩颈部受风寒之邪侵袭以致颈部气血凝滞，经络痹阻，不通则痛，而出现颈部拘急疼痛，活动不利。治疗以祛风散寒，通络止痛为主。若平素肝肾亏虚之人，身体衰弱，气血不足，复感风寒，致经络不舒，气血瘀滞，颈部僵硬疼痛，则治以补益肝肾，活血通络止痛为主。针对相应的证候，选择正确的方药和中成药。

（6）外用药物疗法：最常见的药物有药膏、膏药外贴及药酒，选用益气养血，活血通络，散寒止痛的中药制成药膏、药酒，可以取得良好的疗效，膏药多外贴颈部疼痛处，止痛效果较理想。

2. 物理疗法

冷敷：一般落枕都属于急性损伤，多见局部疼痛僵硬，部分患者有灼热感，可用毛巾包裹冰块敷疼痛处，每次 10～15 分钟，每天两次，严重者每小时敷一次。

热敷：待疼痛减轻时可考虑热敷，必要时可洗热水澡，洗澡时在颈部患处用热水反复冲洗。

3. 西药治疗

常用的口服药物为非甾体抗炎药，起效迅速，能减轻组织炎症、肿胀，用于落枕急性疼痛期，可缓解疼痛，改善颈部功能。需要特别注意的是，长期服用此类药物会出现胃肠道及肾脏的不良反应。

4. 运动疗法

常见的运动疗法包括低头、仰头、左右摆头、伸缩颈部、旋转颈部等，可锻炼颈部的运动功能。锻炼时要遵循幅度由小到大，循序渐进的原则。

5. 其他疗法

可对颈部局部或痛点封闭，在痛点处注入局麻药（如利多卡因）和类固醇药物（如曲安奈德、地塞米松等），封闭可以减轻局部无菌性炎症，解除痉挛，能明显缓解急性疼痛。

预防落枕，养成良好习惯最重要

对于落枕的预防，主要是养成良好的生活和工作习惯，合理地安排工作和学习时间，积极运动，避免颈部过度紧张，造成损伤。

1.日常生活指导

（1）养成良好的习惯可以减少劳累，避免损伤。大多数落枕的诱因主要是没有养成健康使用颈肩部肌肉的习惯。如长时间伏案工作后，建议休息几分钟，活动活动颈部，做一些颈部运动操，或自己用双手按揉颈部。

（2）错误的坐姿会给颈部带来很大的伤害。如坐着工作学习时，不能过度地低头驼背，时间长了会导致颈部肌肉的损伤。正确的坐姿是保持颈部正直，微微前倾，尽可能让身体处于放松状态。

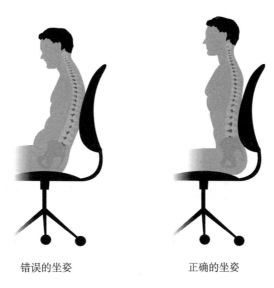

错误的坐姿　　　　　　　　　正确的坐姿

（3）预防落枕，一定要保护好颈肩部。季节更替，天气变冷时，要注意颈部保暖，避免长时间暴露在寒冷的环境中。睡觉姿势要正确，尽量以仰卧和侧卧为主。舒适的枕头也很重要，枕头要符合颈椎的生理曲线，不过度扭转颈部，保持颈椎的平直，不能过高或过低，质地柔软，大小合适。

（4）平日要养成规律的运动习惯。运动可以调节身心，提高工作和学习效率，增强身体的抵抗力，能更有效地预防落枕。

2.落枕的自我锻炼

（1）头部屈伸锻炼：患者坐在椅子上，保持头部中立位，然后前屈至极限，缓慢回到中立位，接下来再做后伸、左旋、右旋、左侧屈、右侧屈至极限，依次回到中立位再做下一个动作。注意动作要缓慢柔和，如疼痛剧烈，应减少锻炼的次数或停止锻炼。

（2）头部屈伸对抗锻炼：患者坐在椅子上，保持头部中立，双手十指交叉抱在颈后，头部缓慢做前屈和后伸运动，同时，双手用力与头部形成对抗，锻炼颈部的肌肉力量。

骨科医生的健康公开课

按摩穴位可以缓解落枕后的疼痛

合谷：位于第二掌骨中点，偏食指桡侧；

内关：位于腕掌横纹上 2 寸，在桡侧腕屈肌腱和掌长肌腱之间；

外关：腕背横纹上 2 寸，尺骨与桡骨之间；

列缺：在腕横纹上 1.5 寸处，拇短伸肌腱与拇长展肌腱之间，拇长展肌腱沟的凹陷中；

肩髎：肩峰后下方，上臂外展平举，肩髃穴后约 1 寸的凹陷处；

风池：在颈后部，斜方肌和胸锁乳突肌之间凹陷处。

落枕健康问答

1.落枕到底是什么？

答：落枕在我们的生活中很常见，患者常常在入睡前无任何症状，第二天醒后突感颈肩部明显酸痛，颈部活动不利，动则疼痛加剧。这说明落枕起于睡眠之后，与枕头及睡眠姿势密切相关。

2. 落枕为什么和睡姿有关？

答：人在进入睡眠状态后，会不由自主地调整睡姿，如果头部位置摆放不当就会导致颈部长时间处于过度偏转状态，使颈肩部肌肉和韧带组织处于强行过度牵拉状态，进而引起局部肿胀和疼痛。

3. 颈部疼痛就是落枕吗？

答：颈部疼痛的原因有很多，如颈椎病是由于长时间伏案工作、高枕睡眠等使颈椎发生退行性变化，到一定程度后会造成颈椎骨质增生以及颈椎间盘突出。骨质增生和椎间盘突出如果压迫到颈部神经、血管、肌肉、韧带等就会产生颈部疼痛。此外，颈椎外伤如车祸、撞击等也会损伤到颈部相应的肌肉骨骼和神经，从而引发颈部疼痛。落枕也会出现颈部疼痛，但这种疼痛多为突然发作，颈部转动时即可导致疼痛加重。

4. 日常生活如何选择枕头以预防落枕？

答：颈椎的生理前凸是维持正常状态下颈部椎管内外平衡的基础，不枕枕头或枕头过低，都会对颈部造成损伤。枕头的形状最好选择中间低、两头高的 B 形，用中间低的部分维持颈椎的生理曲度，两头高的部分可以固定、制动头颈部。枕头的质地可以根据自身经济情况选择。

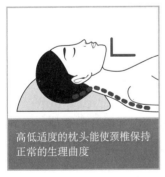
高低适度的枕头能使颈椎保持正常的生理曲度

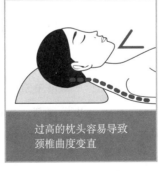
过高的枕头容易导致颈椎曲度变直

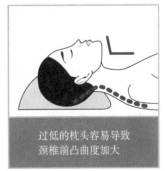
过低的枕头容易导致颈椎前凸曲度加大

5. 落枕会有哪些自我缓解方法？

答：上文中提到的物理疗法可以自己在家动手操作，先冷敷，待疼痛减轻时可以考虑热敷。还可以做颈部运动操，拉伸斜方肌、胸锁乳突肌等，或自己用双手揉按颈部肌肉。若疼痛症状持续不解，严重影响到工作和生活，应该立即到正规医院就诊。

6. 中西医治疗落枕哪个效果好？

答：对于落枕，西医主要采用解热镇痛药治疗，在急性疼痛期，起效迅速，可缓解局部炎症、肿胀，但不良反应比较多。中医治疗落枕的方法很多，如上文提到的针刺、推拿按摩、拔火罐、中药及中成药、外用贴敷药等，这些方法的不良反应小，在减轻患者疼痛的同时，还能缩短治疗时间，达到治愈的目的。患者可根据自身情况进行选择。

7. 经常落枕是怎么回事？

答：首先是由于颈椎的生理结构特性。人体颈部的活动范围较大，活动也较多，颈部脊柱韧性差，肌肉丰富，所以容易形成落枕。其次是由于部分人的颈椎发生退变（退行性改变），颈椎小关节不稳，容易发生半脱位状态，加上睡姿及枕头不合适，又遭受风寒之邪侵袭，就会经常发生落枕。经常发生落枕往往提示颈椎病的早期病变，平时一定要注意保养颈椎，养成良好的生活习惯，如有不适，及时到医院就诊。

8. 小儿落枕应注意什么？

答：由于小儿年纪比较小，不能清楚地表达出颈部的不适，所以家长要密切观察孩子颈部有无歪斜，是否情绪良好，是否哭闹烦躁。如有这些情况发生，应立即寻求医生帮助，切不可用土方法去治疗小儿落枕，以免造成更严重的伤害。

9. 落枕后在饮食上应注意什么？

答：尽量选择清淡饮食，低盐低脂，多食用蛋白质丰富的食物，如瘦肉、鱼类等，多吃水果蔬菜等。不宜过多摄入油腻食物，或者陈旧变质食物，油炸、熏烤等辛辣刺激的食物也不合适，还有胆固醇较高的食物也不提倡食用。

第二章　项背肌筋膜炎

　　"大夫，我的脖子和肩部老是酸痛，听说这是颈椎发炎了，难道颈椎里面有细菌吗？这个炎症会传染吗？需不需要吃点抗生素把炎症消下去啊？"诊室里，王姐关切地问小杨大夫。

　　"王姐，您不用担心，您这可能是'项背部筋膜炎'。是因为您平常干家务太累而产生的一种无菌性炎症，这个不会传染，也不用'消炎'，您回去少干点儿家务，多休息休息，再配合一些物理治疗，慢慢地就好了。"小杨大夫如是说。

项背部筋膜发生的炎症

1. 浅筋膜与深筋膜

　　筋膜是人体运动系统的重要组成部分，有浅筋膜与深筋膜之分。浅筋膜一般是指皮肤下面的筋膜，其中有丰富的毛细血管、淋巴管和神经穿行，皮下脂肪与其相连。浅筋膜不仅能储存多余的水分和代谢物，还能储存体内激素、神经递质的分解产物和其他化学物质。

　　深筋膜是包绕在单个肌纤维、纤维束和整块肌肉的筋膜，位置一般较深，是更坚韧和致密的组织，既能分隔和约束人体肌肉组织，减小运动时的摩擦，也能起到一定的稳定、保护和缓冲作用。

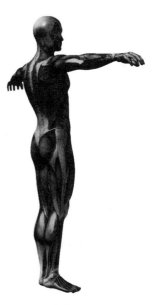

筋膜是人体运动系统的重要组成部分

2.项背肌筋膜炎是一种无菌性炎症

项背肌筋膜炎是项背部筋膜发生的炎症反应，又名"项背部肌筋膜疼痛综合征"等，是项背部肌肉与肌筋膜产生的一种非特异、无菌性炎症，主要症状就是颈背部或者肩部广泛的疼痛、酸胀、僵硬、运动障碍等，可能会因劳累、受凉、疲劳等因素而加重。

项背肌筋膜炎多发于气候寒冷或潮湿地区，患病人群以中老年人居多，男女发病比例相当。长时间伏案的人员如程序员、文职人员以及学生均易发病。

为何会患上项背肌筋膜炎

1.病因

临床观察发现，本病最常见的病因是各种损伤，其次是风寒刺激和肌肉痉挛，此外，长期不良体位和慢性炎症均易导致本病的发生。

（1）颈项部急慢性损伤：急性损伤后治疗不彻底，或长期累积性劳损，肌筋膜逐渐纤维化并形成瘢痕，产生纤维性小结节，最终引起项背部广泛疼痛。

（2）长期不良体位：如长期低头，或就寝时枕头过高，均导致颈部处于过屈位。长时间的屈曲位可导致项背部软组织处于高张力状态，逐渐出现微小的撕裂损伤，而致纤维增多，局部瘢痕形成，可对软组织内神经形成压迫，引起疼痛。这也是长期低头者易患本病的主要原因。

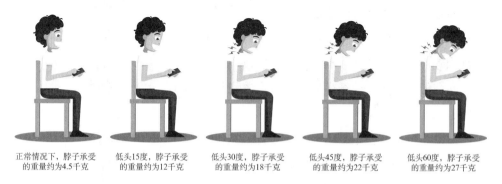

正常情况下，脖子承受的重量约为4.5千克　　低头15度，脖子承受的重量约为12千克　　低头30度，脖子承受的重量约为18千克　　低头45度，脖子承受的重量约为22千克　　低头60度，脖子承受的重量约为27千克

（3）慢性炎症：病毒感染引起的流感等，可导致非关节性风湿。病愈后少数患者仍然存在压痛点，可被湿、冷等因素激发，也可于医生触诊时发现，形成慢

性纤维织炎的基础。此外，过度疲劳、精神创伤均可导致本病的发生。

2. 病理

西医认为，本病早期改变较少，随着病程的深入，可见项背部软组织充血、肿胀、渗出性改变；结缔组织中的胶原纤维出现瘢痕、挛缩，形成结节，结节也可联结成块，有些可触及。这些结节刺激末梢神经，并通过反射产生一系列症状。若硬块中包绕着神经末梢，则会出现末梢神经卡压，从而形成持续疼痛症状的解剖学基础。在瘢痕、挛缩形成的同时，筋膜上会有裂隙出现，位于深部张力较大的脂肪组织疝出，形成"筋膜脂肪疝"，多见于背部，患者以中年女性居多，这可能与激素代谢水平有关。在胶原蛋白粘连后期，结节密集区域下方的肌肉可出现横纹肌溶解综合征，周围小血管亦见管壁增厚或薄厚不均。

中医认为，患者受贼风侵袭，而风邪有清扬开泄之性，使汗孔开泄，卫气不固；若适逢脏腑虚损正气不足，则寒邪乘虚而入，凝滞于肌肉经络，使项背部气血循环受阻，困于局部，从而导致本病发生。潮湿也可单独引起本病，或与风寒相杂，侵袭项背部，影响局部肌肤代谢。中医根据本病的病机特点，将其分为外邪侵袭、气血凝滞、气血亏虚三型。

项背肌筋膜炎的诊断

1. 临床表现

患者年龄多为中年及以上，常有慢性感染病灶，长期体位不良，缺乏锻炼，外伤后治疗不当，慢性劳损，风寒湿冷病史。患者多诉项背部出现弥散性疼痛，以颈肩部、两肩胛之间为甚，晨起较剧，活动后缓解。发病多有诱因，与气温、

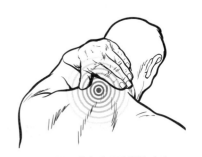

患者的项背部多呈弥散性疼痛

湿度变化关系密切，阴雨、湿冷气候下多发，少数患者遇热后也能引起症状。

2. 物理检查

多数患者于肌肉起止点、肌筋膜附着处可触及患处软组织肿胀，增厚，肌肉

僵硬，压痛较为广泛，有时可触到条索、结节及特定的压痛点，称为"扳机点"或"激发点"，触诊时引起剧痛，并可引发压痛点邻近部位的传导性疼痛。此外，疼痛也可引起患处局部自主神经变化，如发凉、皮肤竖毛肌反应等。患者颈肩部活动多无异常，但深部肌筋膜粘连严重者可见向前、后伸双上肢时出现受牵感，也可因不适而主动减小颈肩部活动范围，但在医生检查时颈肩部活动多无异常。一般无皮肤感觉障碍，腱反射无异常。

3. 影像学检查

本病影像学检查多无异常或仅有骨与关节退行性改变，与本病的发生无直接联系，但可用于排除其他病变。

4. 实验室检查

本病实验室检查多无异常，少数可在急性发作期出现血沉增快及抗"O"（抗链球菌溶血素"O"试验）稍增高。

5. 诊断标准

（1）可有外伤后治疗不当、劳损或外感风寒等病史。

（2）多发于中老年人，好发于两肩胛之间，尤以体力劳动者多见。

（3）背部酸痛，肌肉僵硬发板，有沉重感，疼痛常与天气变化有关，阴雨天及劳累后可使症状加重。

（4）背部有固定压痛点或压痛较为广泛。背部肌肉僵硬，沿骶棘肌行走方向常可触到条索状的改变，腰背功能活动大多正常。X线摄片检查多无阳性征。

项背肌筋膜炎如何治疗

本病应力争在早期明确诊断，而后一般经 1～2 周治疗，可以康复。伴随感染者，应行抗感染治疗，同时应积极预防复发；对于伴随精神症状或癔症者，本病往往因患者的主观感觉而"难以治愈"。

1. 非药物治疗

（1）手法治疗：手法治疗可以行气活血，补虚散寒，舒经通络，止痛蠲痹，使局部经络通畅，气血运行流利，通则痛自除，炎症得愈。临床上多用㨰法、分筋弹拨、推理舒筋、拍打叩击等手法。

（2）物理治疗：包括红外线、白炽灯、微波疗法、激光照射、TDP（特定电磁波谱）照射、短波透热、电疗、石蜡疗、中药离子导入、坎离砂热敷等。

（3）针灸治疗：针灸治疗项背肌筋膜炎是临床常用的方法。可选用阿是穴、风池、肩井、秉风、天宗、大椎、百劳、委中、颈部夹脊穴等，疼痛较剧者多用泻法（先浅后深），疼痛缓解后可平补平泻（进针后均匀地提插、捻转、得气后出针），每次选3～5穴，1日1次，10天1个疗程。此外还有火针法、温针法、铍针法、电针法等。

（4）针刀疗法：小针刀治疗本病近几年来颇受关注，其既能松解粘连、硬化，解除痉挛，又可疏通经络，加速局部气血流通，促进局部炎症吸收。经消毒、麻醉后，将针刀刺入病灶，实施纵行切割摆动、横向切割摆动等不同的手法，剥离粘连、条索，铲拨结节硬块等。

（5）其他疗法：如中药敷贴、热熨、刮痧、拔罐、温泉浴疗法等。

2. 药物治疗

（1）中药治疗：中医理论认为，本病的病机一般为外邪侵袭、气血凝滞、气血亏虚等，治疗则根据不同的证型采用祛风散寒、活血通络、补益气血等方法，同时根据中医"外有恙多责之于内"原理，在治疗本病的同时注意诊察体内脏腑的功能，特别是主筋、主肉以及主骨的肝、脾、肾三脏，补虚泻实，表里同治，选取相应中药方剂进行治疗，往往能取得更好的疗效。

（2）西药治疗：可酌情使用非甾体抗炎药缓解疼痛；对于疼痛剧烈、肌肉紧张者，可加用镇静药、解痉药等；对于患者营养状况不佳者可用能量合剂配合维生素；存在感染者可用抗生素、抗病毒类药物；抑郁、焦虑患者可选用抗抑郁药等。

骨科医生的健康公开课

中西医结合治疗项背肌筋膜炎效果好

项背肌筋膜炎的特点是临床症状较重，病程多较长，反复发作，患者常处于抑郁、焦虑等情绪状态，这更加重了患者自觉的症状，形成恶性循环。

单纯西医治疗本病多采取非甾体抗炎药、肌松剂、抗焦虑、抗抑郁药等进行治疗，疗效显著，但作用时间较短，不良反应较大，且易复发。

中西医结合治疗本病，不仅按照辨证论治原则，针对患者症状开展治疗，更要突出整体观念，综合观察患者脏腑盈亏，整体施治，条理有序，既可缓解临床症状，又从根本上改善患者体质，减少本病复发。且中西医结合治疗本病，费用低廉，是性价比高、行之有效的治疗方法。

3. 康复护理

平素注意避寒就温，纠正不良姿势。本病较为迁延，正邪交织，需要注意对患者的心理进行调护，缓解其焦虑、抑郁情绪。日常加强活动，于治疗中加入吊单杠锻炼可以提高治疗效果，并预防复发；还可习练传统保健功法，如太极拳、五禽戏、易筋经、八段锦等，并注意工作时劳逸结合。

在此介绍中国中医科学院望京医院首席研究员、骨伤专家朱立国教授推荐的颈椎康复操。

这套颈椎康复操包括准备动作和五个体式。

（1）准备动作。做此操之前，需做好以下准备工作：选择合适、安静的环境，穿舒适利于运动的服装；取站立位，调整颈肩部肌肉处于放松状态，保持抬头挺胸、眼平视、双手自然下垂的中立体位，然后使颈部向上自主缓慢拔伸；动作宜轻柔和缓，拔伸速度应平稳缓慢，可参考打太极拳的节奏速度。颈部活动幅度由小增大，但整体运动应保持在生理范围内，具体是：颈椎前屈、后伸、侧屈40度左右，侧旋75度左右；当活动到最大幅度时保持5秒钟。

（2）第一式：前屈后伸。取站立位，颈部、双肩放松，颈椎缓慢自主向上拔伸，再缓慢前屈，至最大幅度后，保持此姿势5秒钟，再回到中立位；然后颈椎缓慢后仰，达最大幅度，保持姿势5秒钟，再回到中立位。如此为1次完成，此动作需重复10次。

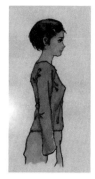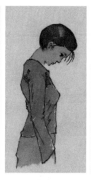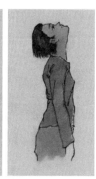

前屈后伸

（3）第二式：旋颈望踵。取站立位，双脚分开与肩同宽，双手自然下垂，颈肩放松，颈椎缓慢向上拔伸，头颈左旋，双眼随之向后下方尽力望右侧足后跟，再最大幅度用力拔伸颈部，保持此姿势约5秒钟；然后还原体位，再向右侧重复同样动作，双眼改为向左侧足后跟尽力望。如此为1次完成，此动作需重复10次。

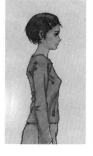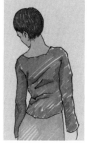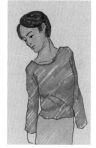

旋颈望踵

（4）第三式：回头望月。取站立位，双脚分开与肩同宽，双手自然下垂，颈肩放松，颈椎缓慢向上拔伸，头颈左旋，双眼向左侧后上45度眺望，再最大幅度用力拔伸颈部，保持此姿势约5秒钟；然后还原体位，再向右侧回旋头颈并向右后上方眺望、拔伸。重复同样动作。如此为1次完成，此动作需重复10次。

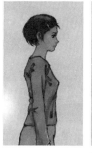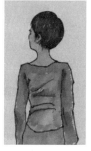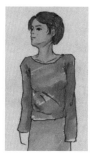

回头望月

（5）第四式：雏鸟起飞。取站立位，双脚分开与肩同宽，双手在身后相握用力向后拉伸，双

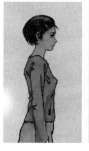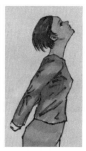

雏鸟起飞

肩上耸，同时头颈缓慢向上拔伸，头尽力后仰，颈肩背部肌肉用力收缩，此姿势保持5秒钟，然后颈肩部肌肉放松恢复中立位，如此为1次完成，此动作需重复10次。

（6）第五式：摇转双肩。取站立位或坐位，双手自然下垂，同时双肩依次由中立位向后、后上、前上、前到中立位做最大幅度缓慢摇转10次，再由前向后相反方向缓慢摇转10次。

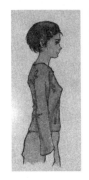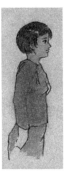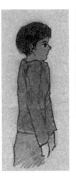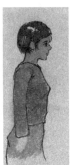

摇转双肩

除了上述动作外，其他能加强颈肩部肌肉的锻炼活动也可以进行。肌肉的加强可为脊柱提供良好支撑，保护颈椎。

项背肌筋膜炎健康问答

1. 如何判断自己是颈椎病还是项背肌筋膜炎？

答：项背肌筋膜炎是由于颈背部肌肉的劳损或外伤，造成筋膜充血、挛缩，炎性物质释放，从而刺激走行于其中的神经组织，产生疼痛、僵硬等症状，而这种症状通常较轻，且局限于颈肩局部，不会产生牵涉到四肢或躯干部的症状，病程一般较短，影像学检查多无异常或仅有轻度退行性改变。而颈椎病多因颈椎间盘与椎体的退行性改变，刺激脊髓或者神经根，症状范围相对较广泛，病程一般较长，可能产生胳膊或手指的麻木疼痛，甚至下肢软弱无力，有踩棉花感、大小便失禁等症状，影像学检查可有颈椎间盘突出、韧带肥厚、椎体边缘骨质增生等改变。单纯的颈椎病与项背肌筋膜炎根据临床症状便可鉴别，不过临床上颈椎病通常合并有颈项部筋膜炎。

2. 手臂麻木是项背肌筋膜炎引起的吗？

答：手臂麻木主要是由于颈椎间盘突出或椎间孔狭窄从而刺激神经根引起的手臂或手指的麻木与疼痛感，此类症状多属于颈椎病范畴。项背肌筋膜炎一般症状局限于颈肩局部，很少向手臂部放射。

3. 项背肌筋膜炎需要手术吗？

答：项背肌筋膜炎一般不用手术即可康复，保守治疗效果良好，价格低廉，操作方便，是首选方案。若疼痛较重，则可选择局部注射糖皮质激素以快速缓解症状。

4. 项背肌筋膜炎患者在生活中需注意什么？

答：项背肌筋膜炎患者应避免长期低头，减少低头看手机的时间，注意颈部保暖，不要长时间吹空调，避免着凉，连续伏案工作时间不要超过 1 小时。注意活动颈椎，避免颈背部肌肉持续紧张，枕头不能过高或过低，以适宜自己的颈椎曲度为准。

5. 对项背肌筋膜炎患者如何进行饮食护理？

答：宜适当补充蛋白质，尽量选择富含优质蛋白质的食物，如奶制品、蛋类、大豆、瘦肉、鱼肉、鸡肉等；多吃蔬菜和水果，保证体内维生素及膳食纤维摄入充足；少吃辛辣、油腻的食物，多饮水，保持二便通畅。

第三章　腰背肌筋膜炎

　　腰背部肌筋膜炎，亦称腰背部纤维组织炎或腰骶部肌肉风湿病，发病人群以中青年为多，是因受风寒湿或长期从事单调、频繁的腰部活动，造成肌腱、韧带、筋、肌膜等组织的慢性损伤而发病，引起无菌性炎症，化学介质刺激神经末梢引起疼痛。疼痛会引起保护性肌痉挛，肌痉挛又会加重疼痛，两者互为因果，造成恶性循环。

引发腰背肌筋膜炎的常见病因

　　损伤是腰背肌筋膜炎最常见的病因。急性损伤如扭闪伤、挫伤、骨及关节损伤后，未能及时治疗或治疗不当，使局部软组织粘连，进而形成一个或数个激痛点。亦可由于慢性劳损，如长期弯腰工作、姿势不良等造成组织水肿、粘连，而产生类似于急性损伤的症状。

　　由于居住环境潮湿、涉水冒雨、冷热交错等原因，以致风寒湿邪侵袭人体，导致组织代谢失调，组织发生粘连挛缩而产生症状。

　　当肌肉痉挛时，由于局部毛细血管极度收缩，从而使肌肉处于缺血、缺氧状态下，产生大量有害的代谢物质，这时如肌肉能短时间内恢复松弛，循

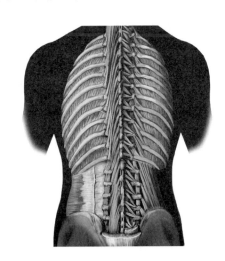

损伤是腰背肌筋膜炎最常见的病因

环改善，产生的有害物质被迅速地排除掉，则不会产生不良后果。如肌肉痉挛过久，又未得到及时处理，则大量有害物质堆积，不断刺激局部组织，产生相应的病理变化。

中医认为，风寒湿邪侵袭与劳伤血瘀是本病发生的外因，而肾虚劳损是本病发生的内因。

腰背肌筋膜炎的诊断

1. 临床表现

患病前可有受伤、劳累、风寒湿病史，但也有一部分患者无任何原因而发病。主要症状是腰部及臀部疼痛，表现为隐痛、酸痛或胀痛。急性者起病急骤，疼痛剧烈且伴有肌痉挛，腰部活动受限。疼痛可放射至臀部及大腿处，但不过膝。疼痛可持续数周至数月而自愈或转为慢性。慢性起病者多无明显诱因。腰部皮肤麻木，疼痛呈酸胀感，与天气变化有关，每逢阴天加重。局部受寒、受凉后腰痛加重，

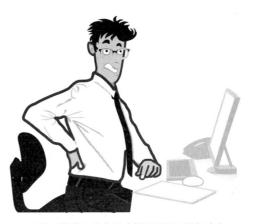

腰背肌筋膜炎的主要症状是腰部及臀部疼痛

得暖缓解。有时疼痛部位走窜不定，或劳累后诱发，腰部有沉重感。病重则活动不便，影响工作和休息。

2. 物理检查

急性疼痛或疼痛剧烈者，患者可处于强迫体位，腰部僵直，行动不便。局部激痛点、痛性筋结或筋束是本病检查的常见体征，应仔细触摸寻找，这些部位或组织在按压时一触即发，疼痛剧烈，其疼痛有向远端传导的特点。患者虽自感麻木等感觉异常，但检查时并无感觉障碍。

3. 影像学检查

X线多无异常表现或仅有轻度退行性改变，腰椎磁共振成像抑脂像可见皮下筋膜层高信号影。

4. 实验室检查

临床上主要检测红细胞沉降率（ESR）、抗"O"及类风湿因子（RF）等。阳性结果者表明其病因属风湿性或类风湿病变。

5. 诊断依据

（1）可有外伤后治疗不当、劳损或外感风寒等病史。

（2）腰骶部酸痛，肌肉僵硬发板，有沉重感，疼痛常与天气变化有关，阴雨天及劳累后可使症状加重。

（3）腰骶部有固定压痛点或压痛较为广泛，有时可触及条索状改变，急性期腰部活动受限。

（4）腰椎磁共振成像抑脂像可见皮下筋膜层高信号影。

腰背肌筋膜炎的治疗方法

1. 非药物治疗

（1）手法治疗：可以使局部经络通畅，气血运行流利，通则痛自除，炎症得愈。临床上多用㨰法、分筋弹拨、推理舒筋、拍打叩击等手法。

（2）物理治疗：包括红外线、白炽灯、微波、激光照射、TDP照射、短波透热、电疗、石蜡疗、中药离子导入、坎离砂热敷等。

（3）针灸治疗：常选阿是穴、肾俞、气海俞、腰阳关、大肠俞、腰眼、殷门，每次选4～5穴。用毫针施以补法或平针法，并予灸法、温针法，也可用经穴灸疗仪、红外线真空治疗仪、频谱治疗仪加电针，配以局部拔火罐、走火罐，更能达到舒筋活血、改善循环的目的。

（4）针刀疗法：经消毒、麻醉后，将针刀刺入病灶，实施纵行切割摆动、横向切割摆动等不同的手法，剥离粘连、条索，铲拨结节硬块等。

（5）其他疗法：如中药敷贴、热熨、刮痧、拔罐、温泉浴疗法等。

2. 药物治疗

无论是中药治疗，还是西药治疗，与前面提及的项背肌筋膜炎疗法相同。

3. 手术治疗

当疼痛剧烈且在激痛点附近可触摸到痛性筋结或筋束时，如注射和手法治疗均无效，可考虑手术切除痛性筋结或筋束。主要包括切除病变组织，分离粘连组织。手术范围可能较大，但均在浅层。单纯腰肌筋膜炎只需做腰部软组织松解术，有腰臀筋膜炎可同时做两个部位的软组织松解。

骨科医生的健康公开课

腰背肌筋膜炎的康复护理

应积极地消除可导致本症发生及复发的原因，如避免腰部的长期过劳，经常做腰部的活动体操，居住环境应避免潮湿，体内感染病灶应及时治疗等；对腰部急性损伤应积极进行治疗，以免延误病机转为慢性。积极进行腰背部功能锻炼，增强肌肉力量。

本病经积极治疗后大多可缓解或痊愈。

腰背肌筋膜炎健康问答

1. 如何判断自己是腰椎间盘突出，还是腰背肌筋膜炎？

答：腰背肌筋膜炎引发的疼痛、僵硬等症状通常较轻，且局限于腰臀局部，偶有大腿放射痛但一般不超过膝盖，病程一般较短，影像学检查多无异常或仅有轻度退行性改变。腰椎间盘突出症多因腰椎间盘与椎体的退行性改变，刺激马尾神经或者神经根，症状范围相对较广泛，病程一般较长，可能产生从腰背部至足趾的放射性疼痛、下肢软弱无力、大小便失禁等症状，影像学检查可有腰椎间盘突出、韧带肥厚、椎体缘骨质增生等改变。单纯的腰椎间盘突出症与腰背肌筋膜炎根据临床症状一般便可鉴别。

2. 下肢麻木疼痛是腰背肌筋膜炎引起的吗？

答：下肢麻木疼痛主要是由于腰椎间盘突出或椎间孔狭窄从而刺激神经根引起的腿部或足趾的麻木与疼痛感，此类症状多因腰椎间盘突出症引起，腰背肌筋膜炎一般的症状局限于腰骶局部，很少向下肢放射。

3. 腰背肌筋膜炎需要采取手术治疗吗？

答：腰背肌筋膜炎一般不用手术治疗即可康复，保守治疗效果良好，价格低廉，操作方便，是首选方案。当疼痛剧烈且在激痛点附近可触摸到痛性筋结或筋束时，如注射和手法治疗均无效，可考虑手术切除痛性筋结或筋束。手术治疗主要包括切除病变组织，分离粘连组织。

4. 腰背肌筋膜炎治疗后的患者应怎样锻炼？

答：以锻炼腰背部肌肉为主，如仰卧抬起骨盆、抱膝触胸、侧卧位抬腿、直腿抬高、空中自行车、小燕飞、太极拳等锻炼方式，应循序渐进，量力而行。下床活动一定要佩戴护腰。平时注意保暖休息，避免受凉，少弯腰活动，腰背部可用热毛巾热敷。睡硬板床，床垫要舒适。

5. 腰背肌筋膜炎患者生活当中需要注意什么？

答：日常工作或生活中应避免长期久坐，连续工作时间尽量不要超过 1 小时，尽量减少弯腰搬重物，注意腰部保暖，避免着凉，尽量不要受寒，不要长时间吹空调。注意活动腰椎，避免腰背部肌肉持续紧张。

第四章　神经根型颈椎病

颈椎病是骨科的常见病、多发病，据统计其在一般人群中的发病率达5%～10%。该病具有缠绵难愈、反复发作的特点，严重影响患者的劳动效率和生活质量，已被列入现代社会的十大病种之一。

颈椎病的种类较多，本章将介绍一种最为常见的颈椎病类型——神经根型颈椎病。

什么是神经根型颈椎病

神经根型颈椎病的医学定义是指颈椎间盘组织退行性改变及其继发病理改变累及神经根，并出现相应节段的上肢放射性疼痛、麻木等症状的一种临床综合征。

要明白什么是神经根型颈椎病，我们要先了解颈椎的生理结构。

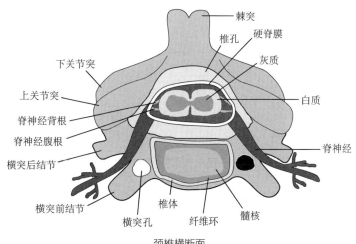

颈椎横断面

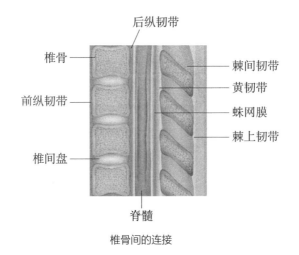

椎骨间的连接

简单来说，颈部脊柱是由 7 个颈椎及其连接装置所组成。颈椎作为支柱结构不仅承担着头部的重量，还保护着周围许多重要的组织结构。每个颈椎的骨性构成主要包括：椎体、椎孔、椎弓、棘突、横突、关节突。

椎骨：脊柱上一块块堆叠起来的骨骼，每块骨骼中都有一个孔洞，人的脊髓走行于其中。

脊髓和神经：脊髓是连接大脑与人体其他部分的神经，会在不同的阶段发出神经分支，穿梭于椎骨之间，连接至四肢及躯干，就像电路一样。就好像有时灯泡坏了不一定是灯泡本身的问题，可能是连接灯泡的线路出了问题一样，一旦颈髓出现问题，那么大脑与四肢就等于失去了联系。我们常听说的"高位截瘫"往往就是指颈髓受损所致的四肢瘫痪。

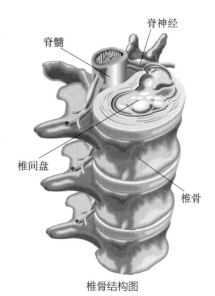

椎骨结构图

椎间盘：椎骨之间的一种起缓冲作用的盘状组织，是脊柱的"缓冲垫"，具有坚韧的纤维环，柔软的髓核处于纤维环的中央。

肌肉、肌腱及韧带：连接于骨骼之间的软组织，其作用为运动及稳定骨骼的结构。

当颈椎间盘失去缓冲作用，可导致髓核突出；同时，颈部肌肉韧带维持颈部骨骼的稳定能力下降，颈椎为维持稳定而逐渐形成骨刺（类似于危房加固过程）；这些因素若刺激和压迫了颈神经根，就会引起神经根的水肿和无菌性炎症，成为神经根型颈椎病。

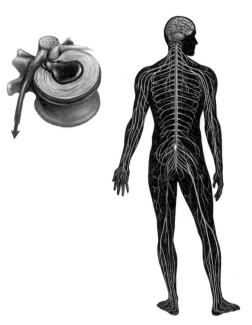

位于椎管内的脊髓具有传递信息和神经反射的功能

简单来说，就像人老了会长皱纹，手干活多了会磨出茧子，骨头和颈椎间盘也会有类似的改变。比如，我们常说的增生骨刺、椎间盘突出，这些增生或者颈椎间盘的突出正好刺激甚至直接卡压在了神经所在位置，就会出现相应的症状或体征。神经根出口的地方是由椎间孔的骨性结构组成的，如果增生骨刺或者突出的椎间盘正好刺激或者直接压迫了这里，就会造成椎间孔狭窄，自然会引发症状。就像用手掐住人的脖子，掐得喘不过气来了，人受不了，神经自然也受不了。

神经根型颈椎病的临床症状

神经根型颈椎病的临床症状包括颈、肩或手臂出现疼痛、无力、感觉异常，这些表现可单独或同时存在。根据累及的神经根的不同，其发病部位及症状各有差异。其中，疼痛及麻木是最常见的症状。

疼痛或麻木感最典型的一种，是从颈部到肩膀再到上肢以及手部的连着"一条线"的感觉，也有某个或几个点的明显疼痛，但一般不是大面积的疼痛或麻木。

在颈部或手臂活动到某一位置时，会突然出现放射状的疼痛、麻木症状，位置改变后症状减轻或消失。

以下几种情况，需要具体判断。

如果双侧手指都麻，90% 不是神经根型颈椎病。

如果一侧手五个指头都麻，90% 不是神经根型颈椎病。

如果仅睡觉受压后胳膊麻、手麻，平时没事，90% 不是神经根型颈椎病。

如果两侧胳膊都疼，大概率不是神经根型颈椎病。

神经根型颈椎病的好发人群

成年后的各年龄段都可发病，但多见于 35～60 岁人群，且有年轻化趋势。

随着年龄的增长，骨质增生和椎间盘的退变会逐渐加重，肌肉力量逐渐下降，不能很好地保护颈椎，发病的概率也会随之增高。而随着科技和时代的进步，年轻人的生活方式比以前有了较大变化，无论是伏案工作学习还是低头玩手机都会加重颈椎的负担，无疑提高了神经根型颈椎病的发病概率。如长时间手机使用者、银行职员、财务会计、教师、计算机操作人员、手术室护士、司机、打字员、纺织工人、长期观看显微镜者等职业人群，都是此病的高危人群。另外，有颈部外伤者、长期剧烈竞技运动者、极限运动爱好者也容易患该病。

神经根型颈椎病的诊断方法

到医院诊断是否患有神经根型颈椎病，医生会询问患者的病史并查体，结合症状、体征、影像学，如 X 线和（或）磁共振成像来判断。同时还要排除一些症状类似的其他疾病。

X 线检查就如同一本书的目录，可以观察颈椎整体的情况，获得如颈椎结构、序列、椎体间隙、骨质增生及骨质密度等信息。有经验的医生可以根据 X 线片上的椎体间隙、骨质增生情况推测颈椎间盘是否突出。但具体突出到何种程度，压迫了哪个节段的脊髓或神经就需要磁共振成像来确定了。磁共振成像的优势在于对软组织的显示更加敏感，还可以排除由于其他原因引起的神经根受压，但对于颈椎结构及体位改变时颈椎的变化，磁共振成像不如 X 线片。两者侧重点不同，所以最好两个检查都做，二者相辅相成。

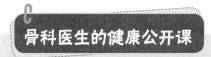

出现这些情况，需进行颈椎 CT 检查

当发病时间较长，医生要确定突出的椎间盘是否骨化时需增加 CT 检查。

当需要尽快了解椎间盘突出情况时，可以先行 X 线及 CT 检查，然后补充磁共振成像（因为多数情况下，磁共振成像需要预约，有 1～7 天的等待时间，而 CT 当天即可完成检查）。

当医疗条件受限制没有磁共振成像时，可以用 CT 替代。

非手术治疗是首选

患者应到正规医院的相关科室就诊，由医生确诊及对病情进行评估。

有些轻症患者甚至无须正式治疗，颈部的疼痛及神经症状会在 2～3 周后消退。症状严重或反复发作的患者，大多也可经过非手术治疗解除症状，进行正常的工作和生活。总之，非手术的保守治疗是神经根型颈椎病治疗的首选。

神经根型颈椎病与腰椎间盘突出症发病机制相似，治疗也有相似之处。

1. 西药治疗

西医主要采用药物口服或 / 和外用或 / 和注射，如非甾体抗炎药——此类药物最为常用，如常见的扶他林，可起到抗炎镇痛的作用。

如果疼痛剧烈，可同时短期口服激素类药物，如泼尼松。如果有明显的肌肉痉挛或肌肉紧张，可加用肌肉松弛药，如盐酸乙哌立松片等。通过输液来让受刺激的水肿神经根脱水，如甘油果糖、甘露醇等。通过口服或者肌肉注射药物来营养神经，如甲钴胺片、腺苷钴胺等。在用药的同时，可在医师的指导下进行合理力度及角度的颈椎牵引、理疗康复等。需要注意的是，这些药物多少都有些不良反应，用于治疗疾病时均需在医师的指导下进行，并将自己的基础疾病及经常服用的药物告知医生。

2. 中医治疗

神经根型颈椎病应归为中医的"项痹""痹症"，治疗多以活血化瘀通络为法，包括口服中药或中成药，外用膏药或洗剂等。推拿和正骨手法可以活血通络，放松肌肉，直接调整颈椎的位置，对于某些结构卡压导致的神经根型颈椎病效果较好。针灸多采用循经取穴与局部取穴结合，辨证施治。通过针刺穴位，除了具有良好的止痛功效，同时还能有效地缓解神经根的水肿和肌肉的痉挛。小针刀疗法通过对肌肉筋膜痛点的松解，缓解项背部的肌肉紧张，疏通局部气血，从而改善症状。还有拔罐、艾灸等，其治疗的原理多在于散寒除湿，活血化瘀。中医方法多种多样，但目的殊途同归。

目前，中西医结合治疗神经根型颈椎病往往能取得较好的疗效。如通过针刀的方式再辅以封闭或营养神经的药物，或药物、手法、针刺联合应用的中西医综合方案等。而所有的治疗，都应在医师的指导下完成。因为有些治疗方式并不适合所有患者，医生会根据病情制订不同的治疗方案。

手术治疗的适应证

大多数神经根型颈椎病患者的预后良好，在医师的指导下，可在2～3周内缓解症状，但是平日仍需注意颈部的锻炼，避免受凉以及长时间保持相同姿势而导致颈部肌肉劳累。

出现下列情况时，应当考虑采取手术治疗。

1. 经3个月以上正规、系统的非手术治疗无效，或非手术治疗虽然有效但症状反复发作，严重影响日常的生活和工作。

2. 持续剧烈的颈肩臂部神经根性疼痛且有与之相符的影像学征象，保守治疗无效。

3. 因神经根受到压迫导致所支配的肌群出现肌力减退、肌肉萎缩。

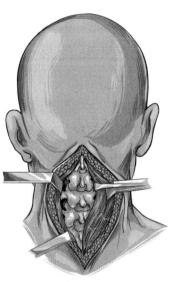

保守治疗无效者可考虑
采取手术疗法

神经根型颈椎病的预防与保健

1. 坚持做医疗体操

每日早、晚及工作间歇时间进行缓慢的屈、伸、左右侧屈及旋转颈部的运动，在此推荐颈椎康复操（详细步骤见第 18 页）。

除了颈椎康复操外，其他能加强颈肩部肌肉的锻炼活动也可以进行。

2. 避免长期低头姿势

要避免长时间低头工作，工作 1 小时左右让颈肩部活动 10 分钟；改变不良的工作和生活习惯，如半卧在床上玩手机、阅读、看电视等。

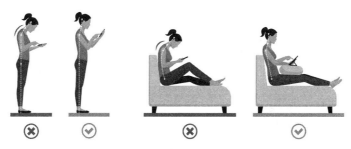

使用电子产品时错误和正确的姿势

3. 枕头的高度要合适

枕头的材质可根据自己的习惯选择，但各类橡胶枕对颈椎没有明确的保护作用。一般成年人颈部垫高 10～15 厘米较好，如果枕头过高会使颈部处于屈曲状态，其结果与低头姿势相同。侧卧时，枕头要加高至头部不出现侧屈的高度。

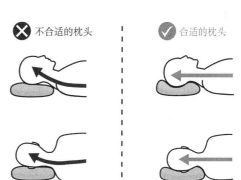

4. 避免风寒、潮湿

夏天注意避免风扇、空调直接吹向颈部，出汗后不要直接吹冷风，不要在凉枕、凉床上睡觉。

5. 青少年更要重视颈椎健康

随着青少年学业竞争压力的加剧，长时间看书学习对广大青少年的颈椎健康造成了极大危害，从而出现颈椎病发病低龄化的趋势。建议家长要对此重视起来，让孩子们树立颈椎的保健意识，重视颈椎健康，树立科学学习、健康学习的理念，从源头上预防颈椎病。

6. 其他注意事项

（1）颈椎病患者戒烟或减少吸烟有助于其缓解症状，逐步康复。

（2）避免咽喉部的反复炎症感染。

（3）避免过度负重和身体震动进而减少对椎间盘的冲击。

神经根型颈椎病健康问答

1. 什么情况下的颈椎疼痛会是神经根型颈椎病？

答：颈椎疼痛是日常生活中十分常见的症状。平时过度劳累，缺乏休息，以及颈椎关节的退行性改变均会导致颈椎疼痛、颈椎活动功能下降，可能还会有手臂麻木疼痛，但这样的颈痛多数与颈部肌肉有关。当颈痛病程较长，同时伴随手臂放射性疼痛，即像一股电流从颈肩部向手臂、指尖放射时，就应该高度怀疑患有神经根型颈椎病的可能，但明确诊断还要结合体征与影像学检查。

2. 除了颈肩部疼痛及手臂麻木疼痛，神经根型颈椎病还有其他的并发症吗？

答：颈肩部疼痛及手臂麻木疼痛是神经根型颈椎病常见的症状。除此之外，还可能出现手部无力的症状，主要表现为持物时费力，手部活动不灵活，上肢感觉沉重、握力减退、手里握不住东西等，严重者上肢肌力减弱、肌肉萎缩；或者由于神经根受压以及炎性致痛物质的刺激，各种姿势和轻微活动甚至咳嗽均可诱发或加剧疼痛，从而严重影响睡眠；患者有头晕、头沉、颈项部酸困发僵以及背部有重物压迫感，手及上肢发凉发热、发辣、怕冷、皮肤潮红、苍白等。

3. 神经根型颈椎病一定需要采取手术治疗吗？

答：神经根型颈椎病不一定要采取手术治疗。保守治疗效果好，价格低廉，实施方便，安全性高，应为首选疗法。若神经根型颈椎病患者出现持续剧烈的颈肩臂部疼痛且通过正规保守治疗效果欠佳，并出现了上肢肌肉力量减弱、肌肉萎缩，严重影响日常生活和工作等情况，可考虑手术治疗。

4. 推拿、牵引等非手术疗法适合哪些患者？

答：有些轻症患者甚至无须正式治疗，通过日常护理及休息就能让颈部的疼痛及神经症状消退。症状严重或反复发作的患者大多也可优先考虑保守治疗方案，根据情况采取推拿、牵引等治疗手段。但要注意患者是否合并有骨质疏松、严重的心血管疾病、脊柱结核、脊柱骨肿瘤及出血性疾病等病变，如合并有这些疾病则不可行推拿、牵引治疗。

5. 手术治疗会不会出现后遗症？

答：任何手术都存在一定的风险。颈椎手术最大的风险是在手术过程中伤及神经进而影响上肢功能，另外还包括麻醉意外、伤口感染、出血量过大等情况。但目前的手术方法已经相当成熟，微创手术技术也能极大地降低出血和感染风险，出现上述并发症的可能性已经很低。当然，手术治疗颈椎病后也有一定的复发率，远期疗效与保守治疗相近，因此保守治疗仍是首选方案。

6. 治疗神经根型颈椎病的药物很多，如何正确选择？

答：治疗神经根型颈椎病的过程中会用到一些中成药，如颈痛颗粒、颈舒颗粒等。营养神经的谷维素也属于常用药。此外，非甾体抗炎药具有很好的止痛疗效，但都有一定的胃肠道反应。以上药物需要在医师的指导下使用。而大部分中药及中成药疗效良好，不良反应小于非甾体抗炎药，可根据患者自身的情况选用。还需要注意的是，服用这类药物期间建议多饮水。

7. 颈椎手术治疗后的患者怎样锻炼？

答：手术治疗后功能的恢复、重建与其功能锻炼有直接关系。要在医师的指导下积极进行锻炼，在保证脊柱稳定的情况下，做扩胸运动、上下肢与手指伸屈活动。平时注意保暖休息，避免受凉，颈肩部可用热毛巾热敷，少做低头姿势，睡硬板床，床垫要舒适。

8. 患者在生活中有哪些注意事项？

答：神经根型颈椎病患者应注意养成良好的生活习惯，避免过度低头和伏案工作，坐姿站姿端正，适当活动颈部；注意颈部保暖，尽量不要受寒、着凉。对不良的生活和工作习惯进行及时纠正，日常要做到劳逸结合，以缓解颈部肌肉紧张和劳损，促进颈椎的血液供应。

9. 神经根型颈椎病患者在饮食上应该注意什么？

答：忌辛辣刺激性食物，多选择富含钙、蛋白质、B 族维生素、维生素 C 和维生素 E 的饮食，如排骨、软骨、牛奶、虾皮、猪蹄、牛蹄筋等。对有吸烟嗜好的患者应尽量戒烟，因为尼古丁会降低颈椎椎体的血容量，影响颈椎间盘的营养摄入。另外，吸烟引起的咳嗽也会增加椎间盘和椎管内的压力。

10. 如何预防神经根型颈椎病的发生？

答：避免长时间低头伏案工作，工作生活中要定时改变头部体位，按时做一些颈肩部肌肉的活动，如做头及双上肢的前屈、后伸及左、右、上、下旋转颈椎等活动，但要注意避免快速旋转头颈部。

注意端正头、肩、背的姿势，坐位时保持脊柱的正直，避免过度疲劳、颈肩部受凉，注意保暖。

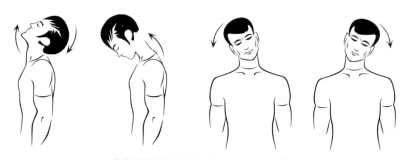

工作间隙做头部屈伸运动有助于预防颈椎病

日常可配合适当的运动，推荐蛙泳（每次 1 小时，每周 3～4 次），可以锻炼、放松全身肌肉，也可以慢跑（每次 40 分钟，每周 3～4 次）。

开车时避免急刹车，走路时预防踏空摔倒以免头颈部受伤；睡觉时选择平卧软硬适中的床，头颈保持自然仰伸位，髋、膝关节略屈曲。

第五章 颈性眩晕

66岁的李阿姨长期眩晕恶心，多年来一直没有系统地检查。近日，随着李阿姨使用手机次数的增多，眩晕恶心的程度也随之加重。李阿姨害怕自己是脑部有问题，去医院检查了脑部和前庭功能后，并没有发现问题，医生告诉李阿姨，这其实是颈性眩晕。

很多人对颈椎病的印象就是酸沉、疼痛甚至僵硬，或伴有胳膊的串电样麻木疼痛，其实颈椎的病变也会引起眩晕恶心和心悸等症状。本章内容将带您认识颈性眩晕这一疾病。

颈性眩晕的相关概念

1. 颈椎的真面目

（1）颈椎

人体的脊柱是由24块椎骨、1块骶骨和1块尾骨以及连接它们的韧带、关节、椎间盘构成的结构。其中，24块椎骨按不同部位分为颈椎（cervical vertebra）、胸椎（thoracic vertebra）、腰椎（lumbar vertebra）三部分。

颈椎位于头以下、胸椎以上的部位。位于脊柱颈段，共7块，围绕在颈髓及其脊膜的四周。由椎间盘和韧带相连，形成向前凸的生理弯曲。颈椎的基本结构包括椎体（前方膨大部分）和椎弓（后方骨板），而椎弓又由椎弓根

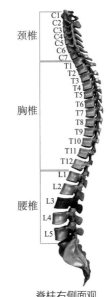

脊柱右侧面观

（与椎体相连处）、横突（向两侧的突出）、横突孔（两侧横突上的孔隙）、棘突（向后方的突出）、上关节突等结构构成。第1颈椎（也叫寰椎）没有椎体，呈环状，由前弓、后弓和侧块构成。前弓后面的齿凹与第2颈椎的齿突形成关节。侧块上的椭圆形凹陷与颅底的枕髁形成关节，使头能做点头动作。第2颈椎（也叫枢椎）有一向上的指状突起称齿突。寰椎可围绕齿突做旋转运动。第7颈椎的棘突特别长，近似水平，末端不分叉，形成结节，在皮下易触及，常用来计数椎骨序数的标志。

（2）颈椎横突孔

颈椎横突孔是指在颈椎椎体侧面，由椎弓根，横突前、后根及肋横突板围成一个卵圆形孔。横突孔内有椎动脉、椎静脉及交感神经通过。颈椎横突孔有多种变异：1孔者占79.5%，2孔者占27.8%，大部分在颈6～7以上，其他尚有半孔，3孔者，少数也可缺如，孔可大可小，可呈葫芦状。

（3）椎动脉

椎动脉起源于锁骨下动脉，发出后在第6颈椎进入横突孔（部分人的椎动脉可在第4、5或第7颈椎进入横突孔），在寰椎横突孔穿出，经过寰椎侧块后方的椎动脉沟，穿经枕骨大孔进入颅腔，在脑桥下缘，与对侧椎动脉联合形成基底动脉。

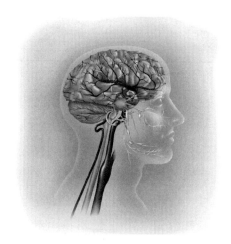

头颈部的动脉

（4）交感神经

交感神经是植物性神经系统的一部分。交感神经元位于脊髓胸腰段的侧角内，其纤维由相应脊段发出，终止于椎旁神经节或椎前神经节，称为节前纤维。节前纤维较粗，有髓鞘，进入神经节更换神经元后发出较长的节后纤维到达效应器官。交感神经系统的活动比较广泛，主要保证人体紧张状态时的生理需要。颈部交感神经节的交通支有吻合支与有关脑神经相连接。颈部交感神经的节后纤维，随脊神经分布到周围的器官，如血管、腺体和竖毛肌等；也随脊神经的脊膜支（窦椎神经）进入椎管内，分布到椎管内的血管和脊髓被膜血管上。颈交感神经的分布范围极为广泛，既分布到头部和颈部，也分布到上肢、咽部和心脏。

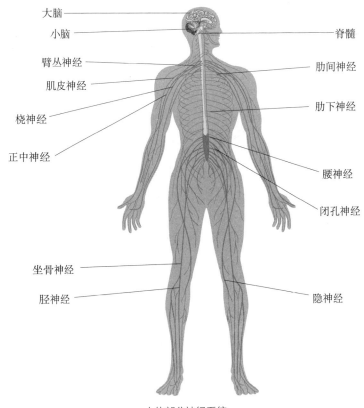

人体部分神经系统

2. 什么是颈性眩晕?

颈性眩晕是指由于颈椎退变、劳损、外伤、小关节错位等因素压迫或刺激椎动脉、交感神经或局部软组织张力失调而出现以眩晕为主的一组症候群，症状多伴有眩晕、头颈部疼痛、恶心、呕吐、耳鸣等表现，严重时可有猝然跌倒，多于颈部活动时出现。

出现这些问题要高度怀疑颈性眩晕

1. 颈部症状

患者多有颈部僵硬、疼痛、活动受限等表现，可于受寒或者劳累时加重。

2. 眩晕为主的症状

患者常有头晕、恶心等不适感，可伴有心悸，多在颈部活动时发生，当改变体位尤其是扭转头部时眩晕加重，严重的还可能发生猝倒，但一般都不伴有意识障碍。

3. 上肢症状

当颈部合并有神经根压迫时可伴有双上肢感觉和运动异常，有麻木、过电感和肌肉无力等症状。

颈性眩晕的致病因素

颈性眩晕的病因和发病机制尚未完全清楚，一般认为是多种因素共同作用的结果。目前认为，颈性眩晕的发生多与椎动脉的压迫和颈交感神经受到刺激有关。颈椎是脊柱的一部分，活动度比较大，在日常生活中容易受到磨损，产生颈椎退变，进而刺激或压迫到椎动脉和交感神经引起颈性眩晕。此外有部分人群本身就存在椎动脉发育不良，因此更易发生颈性眩晕。临床上常见的致病因素有以下几点。

1. 年龄

颈性眩晕多发于 40 岁以上人群，发病率随着年龄的增加而逐渐增大。日常生活中对颈椎的损耗可导致颈椎发生不同程度的增生。同时颈椎间盘也随着年龄的增长开始退变，年龄越大，退变越重。颈椎椎体的增生和颈椎间盘的退变是颈性眩晕的发病基础。

2. 职业

长时间伏案工作者发生此病的概率比较高，因为人在低头状态下，椎间盘压力大大高于正常体位，易加速颈椎间盘的退变和颈部软组织的劳损。长期低头工作还可导致颈椎曲度变直，导致颈椎的骨质增生，从而影响关节活动和周围神经血管的功能。

3. 姿势

低头玩手机、打游戏，颈部如果长时间维持一个动作不变会导致颈部肌肉僵硬、韧带受损，长此以往会导致椎体和椎间盘出现病理性变化。

4. 颈部受寒

夏季贪凉或工作环境不当，颈部长期受风受寒，可导致颈部肌肉、韧带僵硬，血管收缩，血供减少，从而出现颈部疼痛、活动不利等一系列肌肉、韧带损伤的表现。

5. 先天因素

椎动脉先天发育不良、不规则狭窄、迂曲、血管粥样硬化等因素可引起椎动脉血流动力学改变而导致颈性眩晕。

6. 颈椎损伤

颈椎损伤时相邻横突孔间受到过度牵伸而张力增加，造成血管内壁原发性挫伤，继之腔壁内血栓形成，最终形成完全性栓塞。这也会造成脑部供血不足，引起眩晕。

颈性眩晕的临床检查

患者来到医院后，医生一般会为疑似颈性眩晕的患者进行以下相关检查。

1. 病史采集

患者就诊时，最常见的症状是眩晕、恶心，可伴有颈部不适感，多在颈部活动尤其是扭转头部时发生，同时伴有眼部干涩、视物模糊或旋转，以及耳鸣、恶心、呕吐、胸闷、心慌、手足麻木等交感神经症状。

2. 体格检查

（1）局部触诊：颈部双侧肌肉可不对称，局部可有结节。颈后棘突及椎旁压痛，斜方肌、颈项背肌等可有疼痛。

（2）旋颈试验：又称椎动脉扭曲试验，患者坐位，头略后仰，并自动向左、右做旋颈动作。如患者出现头昏、头痛、视力模糊症状，提示为椎动脉型颈椎病。

3. 影像检查

颈性眩晕患者应常规摄颈椎 X 线片，依病情严重程度还可进行颈椎 CT 扫描及三维重建，颈椎磁共振成像检查等。对伴有神经功能损伤的患者，可行四肢肌电图检查，明确脊髓受压部位及脊髓神经功能的损害程度。

（1）X 线：X 线应拍摄颈椎七位片，即正、侧、双斜、张口、过伸、过屈位，这对于骨质增生等颈椎退行性改变的诊断意义较显著。颈椎正位片可观测棘突是否在一条直线上，有无骨质增生等；侧位片可观测颈椎生理前屈曲度，有无曲度减小及反弓向后；斜位片可观测由关节突关节、钩椎关节等骨质增生导致的椎间孔狭窄情况；张口位可观测齿状突是否在正中位置，用以判断寰枢关节半脱位情况；过伸、过屈位可以判断颈椎的稳定性。

（2）CT 检查及三维重建：三维重建可以显示椎骨尤其是寰枢椎脱位和旋转、横突孔退行性改变、关节突关节骨质增生等病理改变。

（3）颈椎磁共振成像检查：磁共振成像检查对于颈椎间盘退变、颈椎间盘后突出、后纵韧带病变等软组织损伤更有意义，也可以显示颈椎椎骨退行性骨关节改变。

4. 血管造影

（1）螺旋 CT 血管成像检查：可清楚显示横突孔中椎动脉所处的位置，椎动脉管径大小、是否有迂曲、有无狭窄及血管先天变异。还可显示横突孔前后径、左右径、关节突增生情况，能充分显示颅内、颅外段，是一种客观又实用的影像检查手段。

（2）普通血管造影：能清楚显示椎动脉本身的情况，如动脉狭窄、迂曲及变异，能与周围组织区分开来，但是此项检查为有创操作，作用意义较局限，故临床上较少应用。

（3）血管磁共振成像检查：对于软组织检查优势比较明显，当怀疑一些退变的软组织引起病变时，较多运用此项检查。

5. 彩色多普勒

可直接观测椎－基底动脉血液流速等数据，用以判断供血情况。

颈性眩晕的治疗方法

颈性眩晕患者长期头晕、恶心，严重影响生活质量，临床上对于颈性眩晕的治疗分为保守治疗和手术治疗。

1. 保守治疗

（1）制动：颈性眩晕的急性期首先应制动，避免因颈部的活动而加重交感神经和椎动脉的受刺激程度。制动措施只能在急性期使用，长期使用可造成椎旁肌萎缩，反而加重颈椎的不稳定性，导致眩晕病情更加严重。

（2）推拿手法：通过对局部的刺激，可以使局部血供加快，加速炎性物质的代谢，同时提高痛阈，减轻患者疼痛感。常用的手法有按法、揉法、捏法、擦法、拿法、弹拨法、拔伸牵引法等。通过弹拨法可以减轻局部结节，通过拔伸牵引法可以拉大椎间隙，调节颈椎小关节紊乱，同时可以减轻椎动脉受压的程度。

（3）针刺疗法：可以疏通经络、调节气血、加快局部血流量，也可以缓解椎动脉的痉挛、改善眩晕症状。临床中常用的穴位有风池、百会、太阳、合谷、内关、足三里等。

（4）牵引疗法：可以增大椎间隙，改善小关节紊乱，释放椎间盘内压力，同时使迂曲的椎动脉得到缓解，从而改善脑部供血，临床上常常配合其他疗法使用。

（5）小针刀疗法：头颈部长期受到体内外各种因素影响，可导致局部肌肉、韧带等软组织痉挛、粘连，从而破坏了脊柱的生物稳定性，导致小关节紊乱，进而产生眩晕、疼痛等一系列临床症状。小针刀治疗可直接解除软组织的粘连、挛缩，逐步恢复力学平衡，改善相应症状。

（6）穴位注射疗法：药物经吸收后可发挥活血化瘀、解痉通络的作用，可直达病灶，起效较快。

（7）中药治疗：中药在颈性眩晕的治疗中具有活血祛瘀、改善血流动力学、改善脑流量，达到恢复椎－基底动脉供血不足的目的，最终缓解眩晕症状。

2. 手术治疗

临床中，有些患者反复发作眩晕，病程长久且严重影响生活和工作，影像学检查若发现有颈椎失稳、椎动脉受压、椎间盘压迫脊髓或神经根，经保守治疗无明显疗效者，此时应考虑手术治疗。

通过手术可以解除脊髓、神经受压情况，减轻局部水肿，加快炎性物质的吸收，纠正小关节紊乱，恢复颈椎生物学稳定，改善眩晕症状。

常用的手术方式有：横突孔切开减压扩大术、钩椎关节切除术、钩椎关节切除联合横突孔切开减压术、椎动脉外膜剥离术、椎间植骨融合术等。

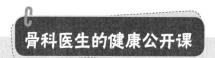

颈性眩晕患者的日常防护

颈性眩晕患者应注意避免长时间低头伏案工作，不要长时间低头玩手机，每隔一段时间要进行颈部的活动以达到放松肌肉韧带的目的。在日常生活中应注意颈部的保暖，不要受风受寒。患者颈部的结构常常不稳定，所以要避免坐过山车、骑摩托车等行为对颈椎产生的"挥鞭样"损伤，以免进一步加重颈椎受损情况。

颈性眩晕健康问答

1. 颈性眩晕有什么特点？

答：颈性眩晕是颈椎及周围的肌肉韧带、神经、血管等发生功能性或器质性变化，刺激椎动脉或周围的交感神经丛，导致椎动脉供血不足而引起的症候群。眩晕主要发生于头颈部活动时，如头颈部前后屈伸及左右转动时突发眩晕，一般持续时间较短，随着颈部位置的复原而缓解。

2. 如何区分耳石症和颈性眩晕?

答：耳石症是因外周性前庭功能异常而引发的疾病，头部位置相对于重力方向改变可突发眩晕，眩晕为旋转性，持续时间一般不超过 60 秒，主要在晨起、躺下、翻身时发作。发病前没有任何先兆，重复诱发体位眩晕可重复出现。特征性位置性眼振是耳石症的重要体征。颈性眩晕是由于椎动脉供血障碍而引发的眩晕，多在头颈部前后屈伸及左右转动时发生，可伴有颈肩部疼痛。

3. 颈性眩晕和梅尼埃综合征有什么区别?

答：梅尼埃综合征表现为反复发作的旋转性眩晕，持续时间较长，多为 20 分钟到数小时，同时出现感音神经性听力损失，出现耳鸣和耳部胀满感。颈性眩晕的发作与颈部活动有关，可伴有颈肩部的疼痛感，一般不伴有耳部症状。

4. 颈性眩晕引起呕吐怎么办?

答：颈性眩晕引起的呕吐，多数由椎 - 基底动脉系统供血不足所导致。可以服用一些改善血液循环的药物，如红花、丹参、舒血宁，等等。头晕、呕吐严重时也可以应用对症药物，常用的止晕药有倍他司汀、地芬尼多等。必要时要去医院骨科门诊进行详细诊疗，配合颈椎病的治疗方案才能有效缓解颈性眩晕引起的恶心呕吐等症状。

5. 颈性眩晕一般怎么治疗?

答：临床分为保守治疗和手术治疗，保守治疗以按摩、针灸、中药、牵引等手段为主。如果保守治疗效果不佳，眩晕反复发作，症状逐步加重者，可考虑手术治疗。

6. 颈性眩晕可以根治吗?

答：颈性眩晕这种病是可以完全治愈的，但要保证以后不再复发还需要患者注意消除颈性眩晕的发病因素，尤其是改变长时间低头等不良习惯。

第六章　脊髓型颈椎病

65岁的王爷爷患有颈椎病多年，他想着自己年龄大了，身上有点三病四痛都很正常，也没太在意。近日不小心摔了一跤，当时好像"瘫痪"一般，竟无法站立，家人赶紧将其送到医院。经检查发现，王爷爷患有严重的脊髓型颈椎病，脊髓被压扁变形，几乎只剩一条细缝，若再不手术可能会导致瘫痪。医生的诊断让家人大吃一惊，因为在他们的意识中，一提到颈椎病想到的多是脖子酸沉、疼痛甚至僵硬，或伴有胳膊的串电样麻木疼痛。

颈椎病竟然也能导致瘫痪，你有没有被吓一跳呢？它就是颈椎病中最严重的一种类型——脊髓型颈椎病，该类型在整个颈椎病类型中占10%～15%。

脊髓型颈椎病的相关概念

1. 颈髓和颈椎管的作用

（1）颈髓——脊髓的颈段部分

脊髓是中枢神经系统的一部分，呈圆柱状，上接延髓，下接马尾神经，两旁发出31对脊神经分布到全身皮肤、肌肉和内脏器官，颈髓为颈椎管内的脊髓部分。大脑发出的信号要经过脊髓内的下行传导纤维传递到全身各处，人体各个部位的信号通过脊髓内的上行传导纤维传递到大脑，脊髓是连接大脑和全身各个部位的传导通路。

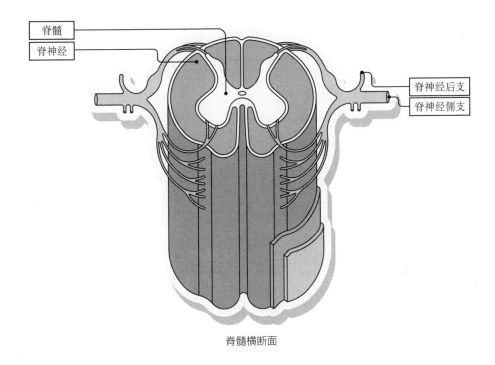

脊髓

脊神经

脊神经后支

脊神经侧支

脊髓横断面

（2）颈椎管——容纳颈髓的"管道"

椎体是椎骨负重的主要部分，椎体后面微凹陷，与椎弓根、椎板共同围成椎孔。各椎孔贯通即构成容纳脊髓的椎管，各颈椎椎孔构成颈椎管，容纳颈髓。

2. 什么是脊髓型颈椎病

脊髓型颈椎病是由于颈椎退行性改变，包括颈椎间盘突出、后纵韧带骨化、钩椎关节增生、椎体后缘骨质增生、黄韧带肥厚或钙化等，导致脊髓受压或缺血，继而引发脊髓功能障碍的疾病。

正常的脊髓在椎管内走行，椎管平时是比较宽的，脊髓在椎管内受到骨性结构很好的保护，不会受到外界的刺激。当颈椎退变时，椎管周围的结构也发生变化，如椎间盘突出、骨质增生、韧带骨化致椎管变细，脊髓受到直接的压迫，当再受到外力的时候，这个外力可以直接经过骨头传导到脊髓上，就会造成脊髓损伤。可能出现大小便失禁、瘫痪甚至死亡的严重后果。

出现以下问题要高度怀疑脊髓型颈椎病

脊髓型颈椎病危害大，但有一定的隐匿性，所以更需要格外关注。如果出现以下问题，就要怀疑我们的脊髓可能受到压迫了。

1. 下肢症状

多数患者首先出现一侧或双侧下肢麻木、沉重感，随后逐渐出现行走困难，下肢各组肌肉发紧、抬步慢，不能快走。有些患者出现下楼梯时感觉一侧或者双侧下肢有发软或者不稳的情况，好像踏不准台阶。严重者步态不稳，更不能跑。患者双脚有踩在棉花垛上的感觉。有些患者起病隐匿，往往是自己想追赶汽车，却突然发现双脚不能快走。

对于下肢情况的判断，医生一般会要求患者做直线连足试验：双足交替，足跟贴足尖直线行走，不稳为阳性。提示下肢灵活度下降，警惕脊髓受压。

2. 上肢症状

下肢出现症状后，接着会出现一侧或双侧上肢麻木、疼痛，双手无力、不灵活，写字、系扣、持筷等精细动作难以完成，持物易落，严重者甚至不能自己进食。

这方面可通过快速屈指试验来判断：尽可能快地做手指完全屈伸动作，严重者可出现手指屈伸缓慢、困难甚至不弯曲。成年人在 10 秒内完成 20 次以上手指屈伸动作视为正常，16～20 次为轻度困难，10～15 次为中度困难，10 次以下为重度困难。除了观察次数，还要注意测试时手的协调性。本试验结果阳性者提示手的灵活度下降，要警惕脊髓受压。

3. 躯干部感觉异常

患者常感觉在胸部、腹部或双下肢有如皮带样的捆绑感，称为"束带感"。同时躯干或者下肢可有烧灼感、冰凉感、蚁行（蚂蚁爬行）感。

4. 膀胱和直肠功能障碍

部分患者会出现排尿困难、尿频、尿急、尿不尽、尿失禁或尿潴留等排尿障碍，大便秘结，性功能减退。

病情进一步发展，患者需拄拐或借助他人搀扶才能行走，直至最后下肢呈痉挛性瘫痪，卧床不起，生活不能自理。

哪些是脊髓型颈椎病的高发因素

脊髓型颈椎病的病因及发病机制尚未完全清楚，一般认为是多种因素共同作用的结果。由于颈椎的活动度比胸椎和腰椎大，因而更容易发生劳损，继而出现退变。中医将人体看成一个有机的整体，骨与关节疾病与自身体质、健康状况密切相关。故以退行性改变为主的骨关节病与体质、衰老、外邪入侵、劳伤、疾病、运动、饮食、精神状态、环境、生活习惯等因素密切相关。

1. 年龄

椎间盘由于承担着负重与屈伸活动双重功能，最先发生退变。一般在 30 岁以后开始退变，随着年龄增长，退变逐渐加重，但是这是一种生理性的老化变性现象。如果变性超过了相应的年龄范围，就成为病理性改变。颈椎间盘的退变及其继发性椎间关节退变是颈椎病的发病基础。脊髓型颈椎病好发于 55 岁以上人群，随着年龄的增加，发病率逐渐增高。

2. 职业

从事计算机操作、显微镜观察、写作等需要长时间低头工作的人员，在屈颈状态下，椎间盘压力大大高于正常体位，易加速颈椎间盘的退变和颈部软组织的劳损。低头屈颈时颈部肌群处于负荷紧张状态，导致椎间盘所受压力加大，关节韧带紧张，这在一定限度内是可以承受的。但如果长期如此，频率和时间超过了人的生理承受能力限度，就会产生积累性损伤，引起肌肉、韧带、椎间盘的损伤和退变。

3. 姿势

长时间低头玩手机、看电视，躺在床上高枕而卧……这些姿势有一个共同特征就是颈椎长时间处于屈曲状态，颈后肌肉及韧带组织超时负荷，易引起劳损。

4. 生活和工作环境

颈部不喜欢阴冷、潮湿的环境，如夏季贪凉，对着空调、风扇吹风，会导致肌肉、韧带发僵，强度下降，血供减少，乳酸堆积，引发颈椎劳损和疼痛。

5. 发育性颈椎管狭窄

当存在发育性颈椎管狭窄时，由于颈椎管的储备间隙较没有椎管狭窄的人明显减少，颈椎出现退变后，一旦遭遇直接的机械性压迫，如轻微的椎间盘膨出或突出、微小的骨赘或节段性不稳定，就很容易引发脊髓病。

6. 外伤

颈椎骨折、脱位、扭挫伤可直接对脊髓、软组织造成伤害或刺激其发病。外伤后继发的疾病，如关节移位、骨质增生、韧带松弛、软组织粘连钙化也可引起脊髓型颈椎病的发生。

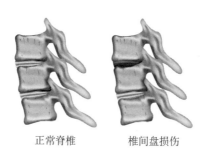

正常脊椎   椎间盘损伤

脊髓型颈椎病的临床检查

诊断脊髓型颈椎病需要症状与体征吻合，并结合影像学检查。

1. 病史采集

脊髓型颈椎病患者通常因手脚不灵活、走路有踩棉花感、持筷易落等症状前来就医，病程一般较长。持筷易落的症状通常会被误以为脑梗发作而去脑病科就诊，经检查发现大脑无明显异常而被建议去脊柱外科就诊。

2. 体格检查

脊髓型颈椎病患者存在一些特殊的体征，当医生进行体格检查发现这些体征时，提示患者可能患有脊髓型颈椎病，其主要包括以下检查。

（1）霍夫曼征：又称弹中指试验，是一种病理性神经反射，检查时检查者以右手的食指和中指夹持患者的中指中节，使患者的腕关节背屈，其他指处于自然放松半屈状态，然后检查者以拇指迅速弹刮患者的中指指甲，若出现其他各指的掌屈运动，即为霍夫曼征阳性。

（2）膝腱反射：患者仰卧位，检查者用左手或前臂托住患者腘窝部，髋关节与膝关节呈钝角屈曲，足跟不要离开床面，以免影响反射性运动而不易得出正确的结果。检查者用右手持叩诊锤叩击股四头肌肌腱，出现小腿伸直。坐位时小腿完全松弛下垂与大腿呈直角，叩击膝盖下部四头肌肌腱，反应为小腿伸展。健康人的膝腱反射为正常引出，脊髓型颈椎病患者通常膝腱反射为活跃或亢进。

3. 影像检查

脊髓型颈椎病患者应常规摄颈椎正侧位、颈椎过屈过伸位、双斜位 X 线片，颈椎 CT 扫描及三维重建，颈椎磁共振成像检查。对伴有神经功能损伤的患者，可行四肢肌电图检查，明确脊髓受压部位及脊髓神经功能的损害程度。

（1）X 线片：颈椎 X 线片大多表现为颈椎骨质增生、椎间隙狭窄，颈椎生理曲度变直，严重的还会出现局部或整体后凸畸形，有些还可以观察到明显的长节段后纵韧带骨化。过屈过伸位片可见部分患者存在颈椎不稳，斜位片上可见钩椎关节增生而导致的椎间孔狭窄。

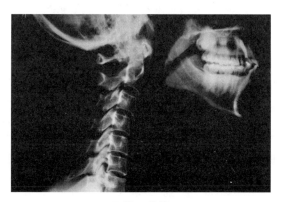

颈椎 X 线片

（2）CT 扫描及三维重建：颈椎 CT 扫描及三维重建可鉴别出导致脊髓前方

受压的因素是椎间盘组织、增生的后缘骨赘，还是局限性或长节段后纵韧带骨化；脊髓后方的致压因素是增厚还是骨化的黄韧带。

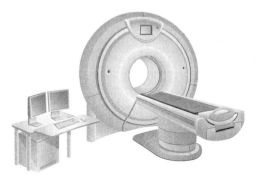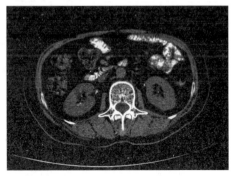

颈椎 CT 检查及扫描图

（3）磁共振成像：颈椎磁共振成像是阳性率最高的检查手段，可显示脊髓压迫因素的来源是前方还是后方，更能直观提示脊髓压迫程度以及是否存在不可逆性的脊髓变性，并对发育性椎管狭窄有明确的诊断价值。

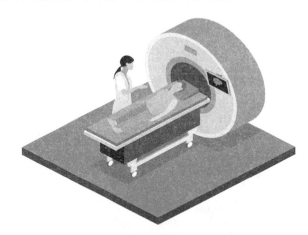

磁共振成像检查

（4）神经电生理：包括常规肌电图、神经电图、皮层体感诱发电位（SEP）和运动诱发电位（MEP）等，为重要的辅助检查。SEP 可较准确地判断可逆性脊髓损伤的病情演变，可用于术前评价及术中监护。MEP 可通过测定中枢运动传导时间（CMCT）判断中枢运动传导束功能。经颅磁刺激运动诱发电位以及胸锁乳突肌肌电图是对传统电生理检查的进一步补充，可提供重要的诊断依据。

（5）颈脊髓造影：可以较好地显示脊髓受压情况，但这是一种有创操作，且该操作的并发症较多，现在临床上已经被磁共振成像检查逐步取代。

脊髓型颈椎病的治疗

脊髓型颈椎病的严重程度需要专科医生进行评估，医生评估的办法是根据患者的临床症状、查体的表现、影像学上看到的压迫情况等来判断，进而决定是采取保守治疗还是尽快手术。

如果病情严重，一般来讲是需要考虑手术的。一旦确诊，20% 的患者的病情可能是长时间比较稳定的，75% 的患者的病情是逐渐恶化的，5% 的患者的病情可能会非常快速地恶化，如轻轻摔了一下或坐车的时候晃了一下，就出现瘫痪的情况。

1. 保守治疗

中、重度脊髓型颈椎病患者首选手术，而对于轻度脊髓型颈椎病患者可考虑保守治疗。有研究表明，轻度脊髓型颈椎病患者无论接受保守治疗，还是手术治疗，至少在随访 3 年内结果并无明显差异。

保守治疗不改变患者的自然史或影响手术的必要性，但对于减轻患者的症状有很大帮助。到目前为止，还没有研究确定脊髓型颈椎病的最佳非手术治疗方式。

保守治疗的方法多为颈部制动、药物、针灸治疗、间歇性的卧床休息、避免可能会加重病情的高危险动作。

（1）颈部制动：主要是使用各种颈部支具，如颈托等来限制颈部过度活动，其目的是减少由于颈椎过度活动造成的神经组织肿胀及炎性反应，为疾病的恢复创造有利条件。夜间制动尤其重要，可避免睡眠中颈椎运动失控。颈部制动只适宜在

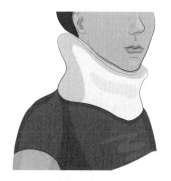

颈部制动不宜长期使用

急性期应用，长期使用可造成椎旁肌萎缩。

（2）药物治疗：药物治疗包括中药外敷、内服和西药治疗。中医治则多为活血化瘀、温阳通络、补益肝肾，方剂多选用补阳还五汤、血府逐瘀汤、桃红四物汤加减等。西药治疗有激素类药物，如大剂量甲基强的松龙冲击疗法，疼痛治疗主要是使用抗癫痫药物、抗抑郁药物、非类固醇类（非激素类）抗炎止痛药和其他止痛药。

（3）针灸治疗：针刺能振奋阳气、通经活络、活血化瘀、改善脊髓血液循环，对治疗早期脊髓型颈椎病有独特的疗效，多选用颈部夹脊穴、大椎、百会、风池、大杼、风门等穴位。

2.手术治疗

脊髓型颈椎病是颈椎病各类型中手术治疗比例最大的类型，手术时机选择在可能发生严重不可逆转的神经功能丧失之前最为合适。有明确的脊髓功能障碍者，不宜观望和消极等待。临床研究发现，脊髓型颈椎病的手术疗效与病程和脊髓损害程度密切相关，病程越长，脊髓损害越重，疗效越差。因此，尽早手术治疗是争取脊髓型颈椎病获得最佳疗效的重要因素之一。

手术适应证为临床症状严重或呈进行性恶化、有相应的椎管狭窄的患者。对于有症状但无进展的患者，没有明确的标准。是否进行手术治疗有很多影响因素，包括症状体征、症状持续时间、共患疾病及影像学表现等。手术原则上应在致压物所在的部位切除致压物和减压，同时保持脊柱的稳定，可以从前路、后路、前后联合入路进行。

骨科医生的健康公开课

脊髓型颈椎病的日常防护

由于存在脊髓压迫、颈椎碰撞等意外可导致瘫痪的可能，脊髓型颈椎病患者除了避免长期低头、注意颈部保暖等日常保健外，在日常生活或出行时，还要特别注意以下几点。

1. 开车或者坐车时佩戴颈托

特别是当路况复杂时，车辆易出现加速、刹车减速甚至追尾，此时颈椎极度后仰或者屈曲，脊髓压迫瞬间加重，造成病情加重甚至瘫痪。佩戴合适的颈托，可为颈部提供保护和支撑，从而降低外力对颈部的冲击和伤害。

佩戴颈托不方便者可携带一个充气颈椎枕，能给脖子增加支撑力，减少颈椎负担。

2. 避免极限运动

避免漂流、过山车、汽艇、滑雪、滑翔伞等娱乐活动，在这些活动中，颈椎会受到轻重程度不同的"挥鞭样"损伤，特别是中老年人由于长期的椎间盘退变已经压迫脊髓，即使平时没有颈椎病症状，参加这些活动也可能会造成急性脊髓损伤。

脊髓型颈椎病健康问答

1. 只要脊髓受到压迫就会出现脊髓受损的症状吗？

答：不是。有些患者可能是因为某些其他原因进行颈部的磁共振成像检查时，才意外发现颈脊髓已经受到增生的骨赘、突出的椎间盘的压迫。这些患者的颈脊髓可能已经受到几个月甚至几年的压迫，却因为没有引起任何临床症状而隐匿存在。对于那些既没有临床症状也没有临床体征的"无症状压迫"者，医生一般会采取追踪、随访的方式进行临床观察，同时会向患者本人解释清楚他目前的情况，提示患者日常要注意避免颈部外伤引起的无骨折脱位型颈脊髓损伤。

2. 无症状退变性颈脊髓压迫必然发展成脊髓型颈椎病吗？

答：无症状退变性颈脊髓压迫可能有多种转归，但尚无长期密切随访观察的报告，这类人群是否都会演变成临床上的脊髓型颈椎病尚不清楚。

3. 脊髓型颈椎病与脑梗都可能出现持筷易落的现象，如何鉴别？

答：脑梗患者用筷子，往往一开始是正常的，突然出现手无力持筷而脱落的现象；脊髓型颈椎病是一个渐进的过程，慢慢出现手的灵活性越来越低。当出现持筷脱落的现象时，要及时去医院相关科室检查以明确诊断。

4. 通过康复手段可以改善压迫吗？

答：脊髓型颈椎病很难通过纯康复的手段去改善压迫，但很多病情处于早期的患者通过康复手段可以增加颈椎的活动度，改善症状。

5. 对脊髓型颈椎病患者如何进行饮食护理？

答：保证每天摄入新鲜的水果、蔬菜以及粗粮等，防止出现暴饮暴食现象。补充蛋白质通常选择豆制品、牛奶、蛋类、鱼肉等，若有便秘症状，需要摄入一些富含膳食纤维的食物，也可选用蜂蜜水促进胃肠蠕动，有助于新陈代谢。可选择食疗药膳等治疗方式，常食用大枣、枸杞子、黑芝麻、黑木耳等，有助于提高患者的免疫力。

第七章　颈椎间盘突出症

"优秀的人都有突出的地方"，可身体的某些部位突出却代表着疾病的来临，如腰椎间盘突出、颈椎间盘突出。

颈椎间盘突出是颈椎间盘退变的一种病理过程，其病因主要为在椎间盘发生退变的基础上受到一定的外力后使纤维环和后纵韧带破裂、髓核突出而引起脊髓或神经根受压，从而出现一系列不适症状，影响人们正常地工作、学习、生活，医学上称为颈椎间盘突出症。

颈椎间盘突出症的诱发因素及发病人群

颈椎间盘突出症的常见诱发因素主要是加速暴力使头部快速运动导致颈部扭伤，多见于交通事故、体育运动及长期伏案工作等情况。因此，车辆驾驶员、运动员、IT 从业者等是颈椎间盘突出症的高危人群。

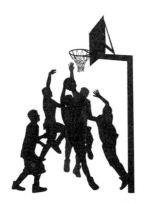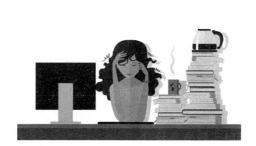

运动不当和长期伏案工作容易引发颈椎间盘突出

常见影像学检查有哪些

颈椎间盘突出症的诊断需要借助影像学检查来明确病情，而我们常见的影像学检查包括 X 线、CT、磁共振成像等，至于具体要做哪种检查需要医生依据患者的症状来作出判断。患者不可盲信各种推销广告、虚假宣传，一定要遵医嘱。下面带大家来认识一下常见的影像学检查有什么区别。

1. X 线检查

每个病例一般都会首先选择拍摄颈椎正位、侧位及动力位 X 线。医师在读片时可发现颈椎生理前凸减小或消失；受累椎间隙变窄，可有退行性改变，在年轻病例或急性外伤性患者，其椎间隙可无异常发现，但在颈椎动力性侧位片上可见受累节段不稳，并出现较为明显的梯形变。另外，X 线检查成本低，时间短，不需要长时间排队，对于症状不是很严重的患者，或者着急上班的年轻人，可以先选择 X 线检查。但是 X 线有一定的辐射性，对于备孕患者不建议选择。

2. CT 检查

CT 检查相比 X 线对本病的诊断更有优势，但在常规 CT 片上往往也不能完全确诊。近年来，不少医生或学者主张采用脊髓造影配合 CT 检查（CTM）诊断颈椎间盘突出症，认为 CTM 对诊断颈椎间盘突出的价值明显大于磁共振影像技术检查；但在清晰度和分辨率方面，磁共振成像技术略胜一筹，而且 CT 的经济成本和磁共振成像差距不大，还具有辐射性，因此磁共振成像适合更多患者。

3. 磁共振成像

磁共振成像是目前临床认可度最高的一种检查手段，对颈椎间盘突出症的诊断具有重要价值，其准确率明显高于 CT 检查和脊髓造影。在磁共振成像片上可直接观察到椎间盘向后突入椎管内，椎间盘突出成分与残余髓核的信号强度之间的差异，可以准确找到疾病发生的原因。因此，相比较前两种检查方式，磁共振成像可能是更好的选择。

颈椎间盘突出症都有哪些危害

颈椎间盘突出症会严重影响患者的正常生活和工作。然而，不同患者所表现的症状也不相同，下面是我们对颈椎间盘突出症患者出现频率较高的主要危害的总结，希望大家能够了解清楚，一旦出现类似的症状就要尽早接受检查和治疗，保障自身的健康。

1. 当颈椎间盘的突出物压迫脊髓时，患者会出现四肢无力、手指抓握能力减退、走路不稳、脚踩棉花感以及大小便功能异常等症状，严重时甚至会导致瘫痪，这也是颈椎间盘突出症最严重的一种。

2. 当颈椎间盘的突出物压迫神经根时，患者会出现颈痛、活动受限，犹如落枕，疼痛可放射至肩部或枕部。一侧上肢有疼痛或麻木感。在发作间歇期，患者可以毫无症状。查体时发现头颈部常处于僵直位，活动受限，牵拉患侧上肢可引起疼痛，这是颈椎间盘突出症最常见的一种体征。

3. 当颈椎间盘的突出物压迫椎动脉时，会使患者出现头晕、恶心、呕吐、昏沉等症状。同时，该类型的症状比较容易与低血压、眩晕症等内科疾病混淆，因此生活中应注意区别。

4. 当颈椎间盘的突出物压迫交感神经时，会引起患者有眼睑无力、视力下降、视物模糊、怕光、听力减退、耳鸣，且患者脸部肌肉出现萎缩等症状，此类型的症状很容易与神经科疾病混淆。

5. 当颈椎间盘的突出物压迫食管时，会使患者有吞咽困难、嗓子处感觉有火烧等症状，此类型症状很容易与食道肿瘤等疾病混淆。

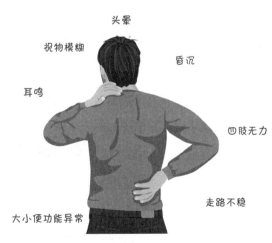

颈椎间盘突出症会引起身体多种不适

颈椎间盘突出症的治疗方法

颈椎间盘突出症的治疗方法有保守疗法和手术疗法两种。

1. 保守疗法

（1）物理疗法：通过应用自然界和人工的某些物理因子（如光、电、磁等），对人体局部进行作用，有利于加速炎症性水肿的消退和改善神经的血供，以达到治疗疾病的目的。

（2）中医外治疗法：采用中医传统外治疗法，可以将膏药、药膏贴敷于颈部，可以起到活血化瘀、舒筋活络、消炎止痛的作用，还可配合中药汤剂，达到标本兼治的目的。在治疗期间应避免剧烈运动，不能久坐。

（3）颈椎悬吊牵引：主要作用为颈部制动、解除颈部肌肉痉挛和缓解椎间盘内部压力，从而减轻患者的疼痛、麻木等临床症状。患者可选择坐位或卧位牵引，头前倾15度，重量2～6千克，具体操作指标视患者的体重和病情而定，每日1～2次，每次15～30分钟。要注意的是，进行颈椎牵引时应在医师的指导下进行，切勿居家或自行牵引。

（4）推拿疗法：通过定期接受正规医疗机构医师对颈部肌肉、穴位的推拿按摩，达到松解肌肉痉挛或紧张状态，进而有效改善局部血供，松弛肌肉，解除疼痛、麻木等不适症状，临床疗效显著，患者接受程度较高。

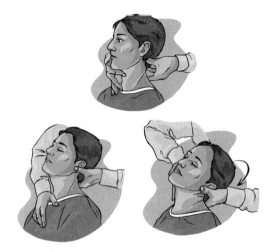

正确的推拿有助于缓解各种不适症状

骨科医生的健康公开课

按摩时要慎用扳法

颈椎间盘突出症患者一定要到正规的医疗机构，经过专业查体诊断后方可进行治疗。经常对颈肩部及患肢使用轻柔的手法进行按摩治疗，可以放松紧张的肌肉及软组织，但是在按摩中应慎重使用扳法。千万不要随随便便使用扳法，避免加重病情。

（5）口服药物疗法：将中医药有关治疗颈痛的药方以及骨伤科专家的临床经验方熬制成汤药、中成药等服用，可以改善血液循环，起到活血化瘀、缓解痉挛的效果，对治疗颈椎间盘突出有非常独到的作用。另外也可口服非甾体抗炎镇痛药物，如布洛芬、塞来昔布、双氯芬酸等，控制炎性疼痛。

（6）局部封闭疗法：可以选择颈肩部痛点或穴位处进行封闭或颈部硬膜外腔封闭，可迅速控制炎症和解除疼痛，临床疗效较好，能起到立竿见影的效果，但存在一定的危险性，一般不建议作为常规治疗使用。

2. 手术疗法

对经过一段时间的系统保守治疗无效，症状无明显改善或脊髓受压严重者，可采用手术治疗。目前手术技术已经比较成熟，尤其是微创手术疗法，具有创伤小、疼痛轻、恢复快的特点，近年来临床应用越来越广泛，患者接受程度也越来越高。

颈椎间盘突出症的预防和保健

要消除颈椎间盘突出症，及时发现、正规治疗是关键。但在治疗期间，日常的自我预防和保健也是必不可少的。

1. 保持正确的姿势

养成良好的姿势对于预防和缓解颈椎间盘突出症有重要的作用，在我们每天的工作中要时刻注意避免长时间保持一个姿势工作，也不要过度低头。如果需要长时间地盯着电脑或者桌台，可适当将电脑或者文案放高些。每次伏案工作或看书的时间不要过久，大约持续 1 小时就起身活动一下，或眺望远方，或做做颈部活动，以减少颈部肌肉的紧张程度，缓解疲劳。在日常生活中，尤其是在家里，不要因为贪图身体的舒适而选择侧躺看书、写字，或长时间保持同一姿势看电视。

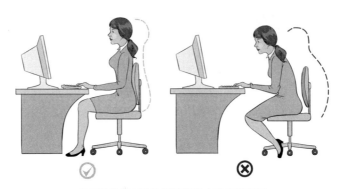

良好的坐姿对防治颈椎间盘突出症很重要

2. 克服不良习惯

在我们乘车或者开车时要保持注意力集中，防止因为汽车突然刹车时扭伤颈部。进行体育运动时要保持正确的姿势，不要做突然转头、猛回头、仰头这样的动作，这容易使颈部肌肉突然紧张，关节出现紊乱等。

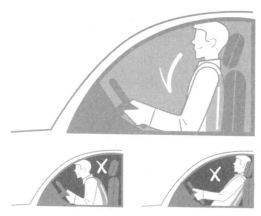

正确的驾驶姿势有助于保护颈椎

3.加强颈部肌肉锻炼

保持良好的颈部运动习惯，加强颈部肌肉的锻炼，进行挺胸抬头、左顾右盼等颈椎康复锻炼，每日做1～2次，以感觉头、颈、肩轻快和舒适为度，动作宜柔和，切忌用力过猛。在日常生活中，放风筝、游泳等也是有利于锻炼颈椎的运动方式。

4.注意颈部保暖

注意加强颈部的保暖。颈部容易受到寒冷刺激，受寒后肌肉血管出现痉挛，尤其是一侧受凉时，肌肉出现保护性痉挛，致使两侧肌肉平衡失调，易诱发颈椎关节紊乱错位。因此，在日常生活中，遇到冷空气时，最好穿高领衣服，或者系上围巾，午休或夜间睡眠时应注意盖好被子，防止颈肩部受凉。

5.饮食合理，营养均衡

合理健康的膳食是预防各类疾病的重要因素。日常生活中应注意均衡饮食，多进食富含蛋白质、维生素、钙质的食物，如瘦肉、牛奶、虾皮、鱼、水果、蔬菜等，必要时可遵医嘱服用钙剂或维生素等。

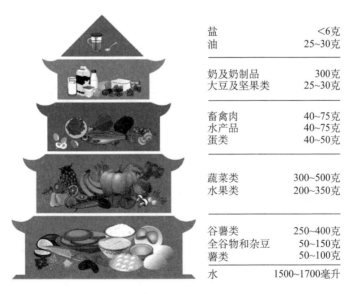

盐	<6克
油	25~30克
奶及奶制品	300克
大豆及坚果类	25~30克
畜禽肉	40~75克
水产品	40~75克
蛋类	40~50克
蔬菜类	300~500克
水果类	200~350克
谷薯类	250~400克
全谷物和杂豆	50~150克
薯类	50~100克
水	1500~1700毫升

均衡饮食有助于预防疾病

颈椎间盘突出症健康问答

1. 颈椎间盘突出症能根治吗?

答:颈椎间盘突出症不是不治之症,只要早发现,积极治疗,多数患者可以获得满意的治疗效果,甚至可以达到临床治愈。病情较轻者,应早期进行功能锻炼。病情较重者,应及时去医院进行系统治疗,后期注意配合进行颈部的功能锻炼,养成良好的工作、学习习惯。

2. 颈椎间盘突出症患者日常适合哪些体育锻炼项目?

答:如果症状较轻,可以适当进行羽毛球、瑜伽、游泳等运动。打羽毛球可充分活动颈椎,在运动的过程中还可促进血液循环。瑜伽有助于放松身心,可缓解身体各部位的紧张状态。游泳更是非常适合颈椎病患者,因为在浮力的作用下,人的各个关节都能充分得到放松。

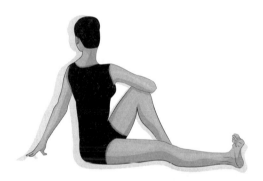

瑜伽有助于放松身心

3. 颈椎间盘突出症患者如何保持正确睡姿?

答:颈椎间盘突出症患者采取平卧位睡姿比较好,侧位也可以,注意枕头不要太高,以免使颈部屈曲或者肌肉紧张。可选择有弹性的枕头(约12厘米),如波浪形的乳胶型枕头,可以使颈肩部肌肉得到放松,缓解肌肉的痉挛,减轻疼痛,减少炎症物质的渗出。

4. 手术治疗颈椎间盘突出症有哪些风险?

手术可能会有以下风险:一是麻醉风险,治疗颈椎间盘突出症的手术需要全身麻醉，而全身麻醉可能会导致麻醉意外的产生，严重时甚至可能会危及生命；二是颈椎间盘突出症手术有可能会损伤到脊髓或者神经根，一旦产生脊髓或神经根损伤时，轻者可能导致肢体疼痛、麻木，较重者甚至会导致截瘫。

5. 颈椎间盘突出症必须采取手术治疗吗?

答：不一定。临床上根据患者病情的不同采取不同的治疗方法。对没有明显症状或者症状较轻的患者，一般采取保守治疗就可以缓解患者的症状。对于症状较明显且影响正常工作、生活的患者或经过保守治疗后症状没有明显改善的患者，手术治疗才是最好的选择。

6. 手麻一定是颈椎间盘突出症吗?

答：手麻不一定就是颈椎间盘突出症，一些外周神经卡压性疾病，如腕管综合征、肘管综合征会压迫相应的正中神经、尺神经，也会引起手麻。日常生活中如果出现手麻症状，可以到医院进行相应的检查，明确诊断之后进行正规的治疗，切不可盲从盲信，影响康复。

7. 颈椎间盘突出和颈椎间盘突出症一样吗?

答：不一样，颈椎间盘突出只是一种病理现象，仅指椎间盘髓核及部分纤维环向周围组织突出，只有当其压迫重要组织如脊髓或神经根而产生一系列如疼痛、麻木等症状，影响人们正常工作、生活时才称为颈椎间盘突出症。

第八章　胸椎小关节紊乱

　　您是否有这样的情况？在劳累或者用力咳嗽、打喷嚏后出现背痛症状，这种疼痛有时还会随着呼吸的节奏加重。如果有，那么您可能是患上了胸椎小关节紊乱，也就是俗称的"岔气"。

　　胸椎小关节紊乱，是指胸椎部分小关节因为外力作用发生移位，导致局部结构紊乱，出现疼痛和功能障碍。胸椎处于脊柱中间位置，稳定性相对较好，但由于外伤、受寒或者常年劳累，致使局部受力不均，不能约束骨骼和稳定关节，出现关节移位。中医学将本病归属于"骨错缝、筋出槽"范畴。此病多见于青壮年人群，学龄前儿童次之，老年人较罕见，男性多于女性。

关节是胸椎行使功能活动的生理基础

　　胸椎相关关节主要由胸椎后关节、肋骨小头关节和肋横突关节组成，胸椎后关节是胸椎椎体之间连接的结构；肋骨小头关节和肋横突关节是胸椎椎体和12对肋骨连接的结构。关节的存在保证了骨与骨之间可以正常活动，是行使功能活动的生理基础。

　　为保证关节活动过程中减少摩擦，减缓运动过程中的震动和冲击，关节面通常附着一层光滑的软骨，同时形成关节的骨骼被坚韧的关节囊联系在一起，形成关节腔，保证关节活动过程中的稳定性。关节囊内层为滑膜层，可分泌滑液，能减小运动过程中的摩擦力。胸椎小关节紊乱，即为胸椎关联关节活动过程中关节滑膜由于负压吸引嵌入关节腔，导致的疼痛和功能障碍。

　　胸椎部分相关的神经主要为胸段脊神经，由脊髓发出，主要走行于肋骨间隙，支配相应区域的肌肉和脏器。胸椎小关节发生移位或受到损伤时，会刺激感觉神经末梢而引起疼痛，并反射性地引起肌肉痉挛，发生绞锁或扭转，临床表现为局部疼痛和活动受限。同时胸段交感神经干走行于肋骨小头前方，有10～12对胸交感神经节，其支配神经分布于胸壁的血管、汗腺、胸主动脉、食管、气管，与肺和心脏关联密切。

当胸椎小关节发生紊乱，患者可感到胸部灼痛和刺痛，多为阵发性或持续性，尤其在转头与翻身时明显，还会有胸闷、气短、时常叹息等表现。背部疼痛在睡后起床时更加明显，有时还伴有上肢和肋间局部放射痛。还可能出现心烦意乱、心慌、心律失常、头晕失眠等症状。这些症状都是刺激相应脊神经和交感神经后的表现。

胸椎小关节紊乱的诊断

1. 临床表现

背部疼痛，深呼吸、咳嗽、打喷嚏时疼痛加重。低头、弯腰、转身均有不同程度受限；有的与天气变化有关，个别有肋间神经痛。若刺激交感神经节前纤维，可引起相应的内脏自主神经功能紊乱症状，表现为头面部不适、心律失常、胸痛胸闷、呼吸不畅、胃脘胀痛等。

2. 临床查体

受损胸椎棘突有压痛、叩击痛和椎旁压痛；棘突偏离中轴线、隆起或凹陷；受损椎旁软组织可有触痛和触及痛性结节或条索状物。胸椎活动受限，胸肋部有放射痛。

3. 辅助检查

胸椎X线片及CT片，多无异常发现，偶有骨质增生，仅部分患者可见患椎棘突偏歪，故影像学检查不能作为诊断依据，但可排除胸椎其他疾病，有助于与其他类似症状疾病相鉴别。心电图检查可排除心绞痛所致的胸背部疼痛。

胸椎小关节紊乱的诊断依据

依据 1	有外伤病史或受凉、慢性劳损、长期不良姿势史
依据 2	胸背疼痛，变换体位或咳嗽时加重
依据 3	受损胸椎棘突有压痛、叩击痛和椎旁压痛；棘突偏离中轴线、隆起或凹陷；受损椎旁软组织可有触痛和触及痛性结节或条索状物；胸椎活动度受限，胸肋部有放射痛
依据 4	影像学排除胸椎骨质异常；心电图排除心脏病变

哪些因素可引起胸椎小关节紊乱

本病发病的原因在于因自身活动或外力、外伤导致胸椎小关节移位，局部正常结构和力学平衡遭到破坏，进而刺激感觉神经末梢引发疼痛并反射性地引起肌肉痉挛。同时长期绞锁和炎性刺激可导致局部组织粘连影响功能活动，因此其危险因素包括以下几点。

1.姿势不良

生活中不良坐姿、睡姿，以及单一姿势保持时间过长，导致胸椎局部肌肉劳损，受力不均，致使局部关节稳定性差，容易发生移位。

2.保护不周

生活中剧烈活动或提拉重物，导致关节活动幅度超过其自身限度，容易发生错位；局部受寒受风，肌肉韧带出现不同程度收缩紧张甚至痉挛，导致关节移位。

3.外力、外伤

局部受到外力、外伤时，倘若外力超过自身耐受限度，关节结构在外力作用下发生移位，造成损伤。

非手术疗法临床疗效好

1. 手法治疗

手法治疗既可疏通经络、理筋活血、纳其筋槽，又能纠正骨缝开错。气血畅通则不痛，关节复常则活动自如。

手法治疗的操作形式有很多种，患者采用坐位、站位、仰卧位或俯卧位均可，医者通过调整患者上肢等位置，摆好体位，通过相互对抗瞬间发力，调整患者胸椎局部位置，操作时可听到弹响声，即复位成功。

2. 中药辨证施治

根据临床症状，胸椎小关节紊乱辨证可分为气滞血瘀证和肝肾亏虚证。

气滞血瘀证：常有外伤史，背部疼痛，深呼吸、咳嗽、打喷嚏时疼痛尤甚，痛有定处，拒按，舌质暗，脉弦。方用血府逐瘀汤加减。

肝肾亏虚证：腰背部疼痛，局部酸软乏力，劳累后更甚。偏阳虚者面白，少气懒言，手足不温，舌淡，脉沉细；偏阴虚者咽干口渴，倦怠乏力，心烦失眠，舌红，少苔，脉弦细。偏阳虚者可用金匮肾气丸，偏阴虚者可用六味地黄丸。

3. 西药对症治疗

西药有解热镇痛剂、扩张血管药物、肌肉松弛剂、营养和调节神经系统的药物等。

4. 物理治疗

离子导入疗法、高频电疗法、石蜡疗法等，在减轻胸椎后关节紊乱的症状方面都有一定效果。

5. 局部注射疗法

通过局部注射治疗可减轻患者的疼痛。

6. 针灸治疗

取穴包括：支沟、膈俞、阳陵泉、阿是穴。

7. 其他疗法

除上述疗法外，还有熏洗、外敷、热熨、刺络拔罐等疗法，其原理是通过外用药物、热疗等方法促进肌体的血液循环和炎性水肿吸收及血肿消散，起到增强组织代谢、缓解肌肉痉挛、松解粘连、减轻疼痛等作用。

康复锻炼与自我护理

胸椎小关节紊乱可引起肌肉劳损和肌肉筋膜炎等症状。胸椎周围的关节囊、韧带、肌肉等组织也可因炎性反应、缺少活动等原因发生粘连，显得僵硬，因而应积极进行医疗体育锻炼。医疗体育能改善胸椎椎间关节的功能，增强肌肉、韧带、关节囊等组织的紧张力，加强胸椎的稳定性，改善胸椎的血液循环，矫正不良姿势。

1. 养成良好生活习惯

睡眠尽可能采取仰卧位，可保证胸部两侧肌肉受力均衡，缓解肌肉紧张。同时坐姿和站姿保证腰背挺直，避免含胸垂肩导致背部肌肉紧张、受力不均。弯腰搬物或俯身拾物保证腰背挺直，通过屈髋屈膝来降低重心，依靠臀大肌和股四头肌发力，避免腰背部受力过大，造成损伤。

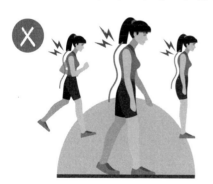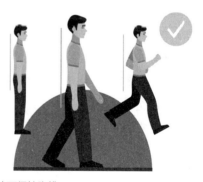

正确的站立和运动姿势可保护胸椎

2. 适当进行体育运动

适当进行体育运动可改善胸椎椎间关节的功能，增强肌肉、韧带、关节囊等组织的紧张力，加强胸椎的稳定性，同时提高自身抵御外力、外伤的损伤限度。

可通过俯卧撑、引体向上等动作锻炼胸椎附近肌群，增加局部稳定性。

3. 学会拉伸，放松背部肌肉

胸椎附近肌肉组织可由于疼痛、劳损、受风受寒后痉挛，局部产生条索、硬结，主观感觉局部疼痛、僵硬，可通过适当活动和拉伸，缓解症状。这里介绍 2 种放松背部肌肉的方法。

方法 1：摇转双肩。（具体方法见第 20 页 ）

方法 2：双手托天。站立位，双手手指交叉，从身体前方逐渐向上至掌心朝上、双臂伸直垂直地面；或双手从身体两侧向上至头顶交叉，并翻转双腕至掌心朝上、双臂伸直垂直地面。保持此动作 3～5 秒，后两臂放松。每组 10 次。

胸椎小关节紊乱健康问答

1. 胸椎小关节紊乱应该怎么办？

答：应尽快到医院相关科室进行治疗。如上文所说，通过手法复位、中药调理、西药对症治疗等非手术疗法可以取得良好的效果。如果暂时不方便去医院，可以通过暖贴等工具局部热敷，或进行拉伸缓解疼痛等症状，如症状缓解不佳，一定要及时就医。

2. 胸椎小关节紊乱会给身体造成哪些伤害？

答：局部移位的胸椎小关节，会造成滑膜嵌顿从而破坏脊柱力学平衡和脊柱运动的协调性，对机体造成进一步的损伤；同时刺激感觉神经末梢引起疼痛，反射性地引起肌肉痉挛，发生绞锁或扭转，伴随的炎性反应均可导致关节粘连进而影响正常的功能活动。若刺激交感神经节前纤维可引起相应的内脏自主神经功能紊乱。

3. 胸椎小关节紊乱经手法整复后为何会出现局部疼痛加重？

答：手法整复复位的目的是通过外力帮助移位小关节回到原来的位置，减少局部刺激。整复后疼痛仍然存在或者加重，可能是治疗后移位小关节未完全归位，并且原本存在的炎性刺激，经过再调整后仍然存在，所以疼痛不会立即消失，可通过热敷等方法缓解局部症状。观察一段时间后，如果发现移位关节未归位，可以再次进行手法整复。

4. 患胸椎小关节紊乱多年，还能治愈吗？

答：可以治愈。多年的胸椎小关节紊乱，局部会存在陈旧性病灶，局部肌肉劳损、硬结情况可能较严重。此种情况除了通过手法复位外，还可通过拔罐、热敷等改善肌肉僵硬症状，同时配合功能锻炼和肌肉拉伸，提升局部稳定性。

5. 胸椎小关节紊乱与心绞痛有什么区别？

冠心病引发的心绞痛所致的心前区痛，与本病所致的心前区疼痛相似。两者的区别是：冠心病心绞痛是因冠状动脉粥样硬化导致心肌缺血、缺氧，疼痛多位于胸骨后或左胸部，呈压榨性痛，常放射至左颈部、左上肢尺侧或背部，心电图有 ST-T 缺血改变，含硝酸甘油等血管扩张类药物可缓解；而本病心前区疼痛与背痛多同时出现，疼痛一般为压迫、紧束性质，且多呈带状分布，由后向前与肋间神经分布一致，相应胸椎脊旁有压痛，当叩击或压迫这些棘突时，可诱发心前区痛，用硝酸甘油类药物常无效，心电图也无心肌损害的提示，采用中医正骨手法或椎旁神经根和交感神经节的封闭治疗能取得较好效果。

患有胸椎小关节紊乱后，还可出现类似急腹症样的腹痛，但前者引发的腹痛一般呈带状分布，伴有胃灼热感及便秘症状，无反酸及空腹痛等症状，借助全身症状和实验室检查可鉴别出来。

第九章　棘上／棘间韧带炎

揭开棘上／棘间韧带的真面目

脊柱是由许多脊椎骨共同构成的，而每个脊椎骨各棘突（也就是每个人后背正中相邻的两个突起的骨头）之间有棘上韧带和棘间韧带相互连接。其中，棘上韧带是架在各椎体棘突尖上的索状纤维软骨组织，起自第7颈椎棘突，止于骶正中嵴。

棘上韧带由背筋膜、背阔肌和多裂肌的延伸部分组成，分3层，深层与棘间韧带交织在一起，中层跨越2～3个棘突，浅层跨越3～4个棘突。棘突就像高铁的高架，棘上韧带位于浅层，就像是铺在高架上的铁轨，这些铁轨连接起来就可以变成长的铁路。

人之所以能直立行走，身形能保持笔直，仅仅依靠脊柱各个椎体的有序叠加还不够，需要棘上／棘间韧带的参与。脊柱周围分布着许多韧带，这些韧带形成了一个"矫形师"团队，限制脊柱的过度移动，防止盖好的"楼"歪了，而棘上韧带、棘间韧带发挥的就是限制脊柱过度前屈。

"痛"是棘上／棘间韧带炎的主要特征

炎症是现代医学常见的名词，是机体对于各种体内体外刺激的一种反应。棘上／棘间韧带炎是发生在棘上／棘间韧带处的炎症，是因为一些不良的生活习惯，如长期伏案工作、劳力负重、反复弯腰劳作等刺激附着在棘突上的棘上／棘间韧带，使其长期处于紧张状态进而出现细小的撕裂、出血及无菌性的炎症。此类疾病会给人造成脊柱局部明显的固定性的疼痛和压痛（棘间韧带损伤时疼痛位置更深一些），尤其在弯腰时，疼痛会更加明显。

　　为了便于定位，不同的发病位置又可有不同的名称。比如，发生在胸椎位置，也可称为胸椎棘突炎；在腰椎位置，则叫腰椎棘上 / 棘间韧带损伤。但总的病机都是一样的，都是由于各种急慢性损伤给棘上 / 棘间韧带处造成不良刺激导致局部产生的无菌性炎症。

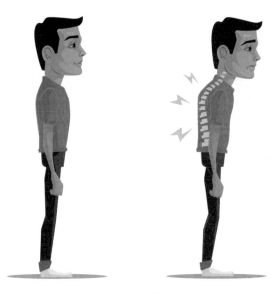

中医视角，棘上 / 棘间韧带炎属腰背痛范畴

　　在中医看来，本病属中医学腰背痛范畴，跌仆闪挫、气血瘀滞、肝肾不足是本病的主要病机。

棘上 / 棘间韧带炎的临床表现

　　1. 多有急性外伤或慢性劳损病史，以青壮年人群发病居多，特别是长期伏案工作及体力劳动者。

　　2. 胸、腰椎活动受限，局部有明确的固定性疼痛，性质多呈针刺、撕裂样或是钝痛、酸痛，棘间韧带损伤时可见深在性的胀痛，损伤局部或可见肿胀、瘀斑，椎旁肌肉紧张、痉挛。

　　3. 行走时姿势僵硬，弯腰、扭转腰部时疼痛感加重，挺胸或卧床时疼痛减轻。有的患者甚至因为害怕疼痛而拒绝弯腰或扭转腰部。发生在胸椎的棘上 / 棘间韧带炎患者，甚至可出现驮石感或胸部憋闷感。

棘上/棘间韧带炎相关的检查

1. 物理检查

压痛点：位于病变棘突尖，可以是单个棘突，亦可是上下相邻的多个棘突。

2. 影像学检查

X 线检查：X 线片上胸腰椎棘突末端可因钙盐沉积而出现硬化带表现，或可见棘间隙增宽、棘突或椎板横向骨折、后凸畸形明显增加、平移畸形等表现，从而间接判断棘上/棘间韧带损伤的可能性。

磁共振成像检查：在经过压脂处理的 MR-T_2 加权像上，能观察到原本低信号的棘上或棘间韧带连续性中断，或者出现高亮信号。

大部分棘上/棘间韧带炎是不需要影像学检查的，影像学检查的目的是排除脊柱其他的严重性疾病。

棘上/棘间韧带炎的治疗

在治疗上，出现疼痛症状后首先要注意卧床休息，让脊柱周围肌肉韧带都得到放松。要劳逸结合，限制弯腰动作，以免对损伤部位进一步刺激。

1. 非手术治疗

（1）手法治疗：手法治疗须先排除胸腰椎骨折等手法禁忌证。对于棘上韧带撕裂或从棘突上剥离者，用理筋复位手法；对于韧带扭伤而未发生断裂者，用理筋通络手法。

（2）中药内服治疗：通过辨证确定是气滞血瘀证、湿热阻络证或肝肾不足证后，用相应的身痛逐瘀汤、四妙丸、六味地黄丸、金匮肾气丸加减治疗。

（3）西药内服治疗：针对患者腰痛、腰肌紧张等特点，临床常选用非甾体抗炎药，如双氯芬酸二乙胺片、萘普生片等口服以止痛，还可配合选用肌松药，如盐酸乙哌立松片、苯丙氨酯片等口服以缓解腰肌紧张。

（4）物理治疗：如红外线、白炽灯、微波疗法、激光照射、TDP（特定电磁波谱）照射、短波透热、电疗、中药离子导入等。

（5）注射治疗：可用利多卡因＋生理盐水＋曲安奈德进行痛点注射；当归注射液或者红花注射液进行阿是穴（痛点）穴位注射。

（6）针灸治疗：选穴用局部取穴、循经取穴及华佗夹脊穴，用强刺激的泻法或平补平泻法，行针后留针 15 分钟，并可于起针后在压痛处热敷 10 分钟。亦可用电针或者灸法治疗本病，取阿是穴（痛点）。

2. 手术治疗

本病采用理疗、腰部制动以及局部注射皮质激素等保守治疗，一般可取得较满意疗效。对于非手术疗法无效、疼痛影响生活或损伤严重影响到脊柱稳定性者，可施行损伤韧带修补或切除术。

骨科医生的健康公开课

治疗棘上／棘间韧带炎要特别注意卧床休息

棘上／棘间韧带炎常见于劳损、受凉后，所以改变不良姿势，减少不利刺激是第一位的，这样有助于本病的康复。

治疗本病要特别注意卧床休息（临床称"制动休息"）。能适当卧床休息者疗效较好，而继续从事强体力劳动者疗效较差。因此，发病后应注意减少腰背部活动，特别是大幅度的腰部扭转以及过伸、过屈运动，以防加重韧带损伤，适当休息可给软组织修复创造有利条件。

在康复方面，要注意内外同调。对内要调理脏腑，特别是培补肝肾，填精补髓。对外应注意腰背部保暖，抵御外邪侵袭。另需增加功能锻炼，可行抱膝滚球、五点支撑法等，还可行传统健身功法，如八段锦、易筋经、太极拳等，以锻炼脊柱肌肉的平衡性。

棘上／棘间韧带炎健康问答

1. 什么是棘上韧带？

答：人的脊椎上方都有一个棘突结构，在每两个棘突之间都有两条韧带，一个叫棘间韧带，一个叫棘上韧带。棘上韧带，就是架在各椎骨棘突尖上的索状纤维软骨组织。它就像人体后背的一条线一样，起着保持躯干直立姿势，以及限制脊柱过度前屈的作用。

2. 棘上／棘间韧带炎的诱因是什么？

答：棘上／棘间韧带炎是一种无菌性炎症性疾病，主要是由于不良的生活习惯、反复的轻微外伤以及长期不恰当的工作姿势所导致的，而平常不注意局部保暖也有可能会引发棘上／棘间韧带炎。

3. 棘上韧带炎的特异性诊断方法有哪些？

（1）牵拉试验：根据疼痛的部位，做腰背部的屈曲牵拉试验，也就是做一个引起患者疼痛最常见的姿势，会发现患者在特定屈曲牵拉的体位时会诱发腰背痛加重，而当腰背部直立放松时，棘上韧带松弛舒缓，患者的症状也随之减轻。

（2）诊断性治疗：如果怀疑患者是棘上韧带劳损，可以在劳损部位做止痛试验，就是把麻药或者止痛药注射在疼痛的棘突周围，也就是注射在发炎的韧带上，如果疼痛症状消失或明显缓解，说明患者可能患有此病。

4. 治疗棘上／棘间韧带炎需要手术吗？

答：本病主要还是采取非手术治疗，急性期疼痛剧烈时尽量先卧床休息，下床时最好佩戴腰围保护器具，进一步限制腰部活动，避免对损伤处的韧带进一步刺激。同时可采取一些保守治疗的手段，如推拿按摩、针灸、理疗、抗炎止痛药物口服及膏药的外用、局部的穴位注射、通电封闭等，绝大多数患者不需要手术治疗。

5. 棘上韧带炎可以采取封闭治疗吗？

答：如果经药物治疗后，疼痛仍不能明显缓解，可以在明显的疼痛部位注射盐酸利多卡因注射液和曲安奈德注射液，一般 $2\sim3$ 次就能得到很好的效果。

6. 棘上／棘间韧带炎治疗后会复发吗？

答：有可能会复发。因为治疗的目的主要是缓解疼痛症状，并不能完全将韧带恢复到完好无损的程度。若患者在治疗后还是不注意休息，依旧长时间保持不正确的姿势，可能某个时候着凉了，就又可能复发。疾病的治疗不能光靠医生，还得患者配合好，才能避免复发。

7. 睡觉姿势会影响棘上韧带吗？

答：如已经患有棘上韧带炎，不建议您睡太软的床，一般在硬床板上再加一层褥子或薄床垫即可；也不要保持一个固定的姿势太久了，睡眠时可以采取侧卧位，防止局部压迫造成血液循环障碍，延长本病的恢复时间。

8. 棘上/棘间韧带炎治疗后该注意些什么？

答：疾病治疗后局部组织并不能完全恢复如初，而这也为下一次疾病的侵犯埋下伏笔。首次发病后更要注意平时的养护，避免反复不良姿势体态的刺激。比如长时间弯腰、久坐软沙发或矮椅子等。搬抬重物时也要格外小心，不要用力过快过猛，还应注意腰部保暖，避免着凉。平常吃些调养肝肾的食物，"肝主筋、肾主骨"，筋骨强健，韧带也就有弹性，不易受损。运动方面可以练练八段锦、易筋经等传统养生功法。

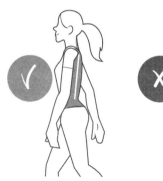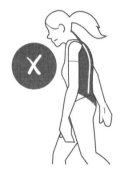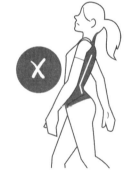

日常姿势与脊柱健康息息相关

第十章　胸腰椎骨折

　　胸腰椎骨折是指因外伤或骨质疏松等原因致使胸腰段脊柱骨质的完整性或连续性受到破坏，以局部疼痛（腰痛），腰背部肌肉痉挛，翻身困难，不能站立等为主要表现的疾病。如果合并有脊髓损伤，那么还会出现截瘫症状，即双下肢瘫痪，不能活动，受伤部位以下失去知觉，大小便失禁等。

导致胸腰椎骨折的原因

1. 高处坠落伤
这是现代脊柱外科胸腰椎骨折最常见的原因，例如在楼房建筑工地施工中失足，足跟或臀部着地可发生胸腰椎骨折。

2. 躯干受重物砸伤
多见于矿山作业和建筑工地作业，强大外力作用于伤者躯干可导致骨折伴脱位。

3. 交通事故
随着现代交通工具的普及，交通事故引发胸腰椎骨折脱位的情况也较多见。

4. 病理骨折
骨质疏松症、胸腰椎骨肿瘤及结核等患者，因为椎体力学强度降低，稍受外力挤压，如提重物、滑倒或乘车颠簸，即可引起压缩性骨折。目前，随着人口老龄化的进展，骨质疏松所致的病理性骨折成为首要病因。

骨科医生的健康公开课

胸腰椎骨折引发的一箩筐问题

胸腰椎骨折一般是一种急性损伤，但随着疾病的发生会出现以下几类症状。

1. 损伤局部疼痛，多较剧烈，翻身困难。

2. 胸腰背肌肉痉挛，活动受限，重者不能站立或坐起。

3. 伴腹膜后血肿时，可因此刺激自主神经而引起肠蠕动减慢，常出现腹痛、腹胀及便秘等症状。

因此，如果您受过外伤或属于高龄人群，突然出现疼痛、翻身困难、肌肉痉挛、腹胀便秘症状时，有可能是发生了椎体骨折，应尽快就医。

胸腰椎骨折所需的检查

诊断胸腰椎骨折需要症状与体征吻合，并结合影像学检查。

1. 病史采集

胸腰椎骨折患者通常因腰痛或伴有下肢的麻木疼痛而就医，病程一般较短，有外伤史，或者有骨质疏松、结核等病史，近期曾受过外力挤压，如提重物、滑倒或乘车颠簸。如骨质疏松严重的老年人，在"慢性咳嗽或打喷嚏"后出现腰背部的疼痛、痉挛也应警惕骨折的发生。

2. 体格检查

胸腰椎骨折患者伤处压痛明显，有叩击痛，严重的可能有成角畸形。如有神经损伤，损伤平面以下痛觉减退或消失；还会出现肌力减弱或消失，更严重者可能出现大小便功能丧失。

3. 影像学检查

影像学检查的手段主要包括 X 线片、CT、磁共振成像及彩色多普勒超声检查（CDS）。

　　X 线片检查：对确定胸腰椎骨折脱位的损伤部位、类型、程度，以及指导治疗有极为重要的价值。X 线侧位片上可见到椎体前上部有楔形改变或整个椎体被压扁，还可见椎体前方边缘骨的连续性中断或有碎骨片；粉碎压缩骨折者，椎体后部可向后呈弧形突出；骨折合并脱位者，椎体与椎体间有前后移位，关节突的解剖关系有改变，或有关节突骨折。在正位片上可见椎体变扁，或一侧呈楔形，其两侧的骨连续线中断或有侧方移位。还可见到椎板、关节突或横突的骨折等变化。通过 X 线片可直观了解：椎体压缩程度以及脱位程度。根据患者 X 线片脱位程度可间接估计脊髓损伤的程度。

　　CT 检查：能清楚显示椎体、附件和椎管等复杂的解剖关系及骨折移位情况，其突出优点是不受自身阴影重叠及周围软组织的掩盖，对观察椎管形态和附件骨折损伤更有优越性；CT 的多平面重建及三维重建可充分显示椎体的压缩程度，椎体旋转脱位及侧方脱位，清晰呈现椎弓关节脱位、创伤性椎管狭窄、椎管畸形等。

　　磁共振成像：可鉴别新鲜骨折和陈旧性骨折；可鉴别其他病理性骨折（如骨肿瘤、骨结核等）；可鉴别 X 线无法发现的脊柱骨折，因为它能清晰显示椎体、椎间盘、黄韧带、椎管内出血及脊髓改变，还可充分显示骨折脱位压迫脊髓的部位及椎管狭窄程度。

　　彩色多普勒超声：胸腰椎骨折脱位大多为暴力所致，腹部彩超可明确鉴别是否合并有腹腔脏器损伤。

胸腰椎骨折的分类与分型

　　由于胸腰椎骨折的分类与分型对患者的症状以及后续的治疗都有较大影响，因此本节对胸腰椎骨折的分类与分型做简要介绍，主要用于帮助患者朋友们更好地理解治疗方案。

1. 根据损伤后脊柱的稳定性分类
目前，骨科医生普遍采用骨科专家 Denis（丹尼斯）曾提出的脊柱"三柱"

概念，即前纵韧带、椎体和椎间盘前 1/2 为前柱，后纵韧带、椎体及椎间盘的后 1/2 为中柱，椎弓、关节突、棘突、椎板、横突、黄韧带、棘间韧带和棘上韧带为后柱。脊柱稳定性的关键是中柱的完整性。凡损伤累及二柱以上结构，脊柱的稳定性会明显下降，成为不稳定损伤。

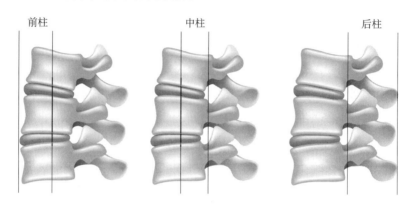

（1）稳定性骨折：一种是所有的附件骨折，例如横突骨折、关节突骨折、棘突骨折等；另外一种是椎体轻或中等程度的压缩性骨折。

（2）不稳定性骨折：可分为三度。Ⅰ度为机械性不稳定。在生理负荷下可能发生脊柱弯曲或成角者均属于Ⅰ度，包括严重的压缩骨折和安全带骨折。Ⅱ度为神经性不稳定。未复位的爆裂骨折继发的晚期神经损伤属于Ⅱ度。Ⅲ度为兼有机械性及神经性不稳定。骨折脱位和严重暴力骨折合并有神经损伤者属于Ⅲ度。

2. 根据损伤机制分类

（1）屈曲压缩骨折：临床最常见。压缩骨折以椎体上终板受累最多，下终板较少累及。国际骨科专家 Ferguson（弗格森）根据稳定性不同将屈曲压缩骨折分为 3 型。Ⅰ型为单纯椎体前方楔形压缩，压缩不超过 50%，中柱与后柱完好。Ⅱ型为椎体楔形压缩伴后柱韧带复合体破坏，并有棘突间距增宽、关节突骨折或半脱位，前、后柱损伤，中柱完好。Ⅲ型为椎体压缩，椎体后上缘骨折，骨折片突入椎管，前、

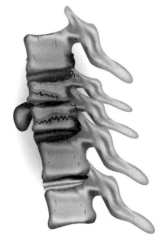

脊柱压缩性骨折示意图

中、后柱均损伤，一般无神经症状。

（2）爆裂型骨折：其最显著的特点是中柱损伤。受伤椎体的前、中柱均崩塌，椎体后壁高度降低，骨块向四周分散，椎弓根距离增大，椎体后壁骨折片连同椎间盘组织突入椎管，常压迫硬膜囊。此类型骨折多发于胸腰结合部。Denis依据暴力垂直程度及损伤部位不同，将爆裂骨折分为5个亚型。

A型：在严重纵向垂直暴力下所致上、下终板均呈爆裂骨折。该型骨折一般不引起后凸成角，以下腰椎多见。

B型：为不完全性纵向垂直（或略带前屈）暴力所致的上终板损伤。该型损伤可致脊柱急性或后期向后成角，为胸腰椎爆裂骨折中最常见的一型。

C型：作用机制与前者相似，但此型引起下终板损伤，比前型少见。

D型：为轴向暴力并伴有旋转暴力所致，常发生于腰椎部位。该型可造成骨折脱位，但与屈曲旋转型骨折脱位不同，椎体多为粉碎骨折，极不稳定；椎弓根间距增宽，椎体后壁可突入椎管内，椎板常显示纵向骨折。

E型：为轴向暴力伴有侧向屈曲暴力所致。该型除椎弓根间距增宽外，压缩侧可有骨块挤入椎管内。

（3）安全带型损伤：又称屈曲牵开型损伤。常见于乘坐高速汽车系安全带，在撞车的瞬间，患者躯体上部因惯性继续快速前移并屈曲，以前柱为枢纽，中、后柱受到牵张力而破裂张开。此即为Chance骨折（由Chance医生发现并提出）。骨折线横形经过伤椎棘突、椎板、椎弓根和椎体，骨折线后方裂开。另外，如暴力经过韧带结构，亦可造成棘上、棘间韧带和黄韧带断裂，关节突分离，椎间盘后部破裂。

（4）骨折脱位型：在各种暴力的共同作用下，脊柱产生骨折并伴有脱位或半脱位，前、中、后柱常同时受损，后果严重。根据致伤外力不同，又可分为以下4个亚型。

屈曲旋转型：较常见，前纵韧带及骨膜可从椎体前缘剥离，前柱受到压力与旋转力，中柱与后柱受到牵张与旋转力，常导致关节突骨折、椎体间脱位或半脱位。下一椎体的上缘常有薄骨折片随上椎体向前移位，前纵韧带从下椎体前面剥离，后纵韧带亦常破裂，椎体后方骨折片可进入椎管。极不稳定，几乎均伴有脊髓或马尾神经损伤，常发生进行性畸形加重。

剪刀型脱位：又称平移性损伤。椎体可向前、后或侧方移位。常因过伸使前纵韧带断裂，椎间盘前方撕裂，发生脱位而无明显椎体骨折。移位超过25%则脊柱的所有韧带均断裂，常有硬脊膜撕裂合并瘫痪。

牵拉屈曲型：在安全带型的基础上，发生椎体间脱位或半脱位，可有单纯韧带损伤及合并撕脱骨折两类。

牵拉伸展型：脊柱受到伸展拉力，前柱张力性断裂，后柱压缩。

胸腰椎骨折的治疗

1. 保守治疗（非手术治疗）

（1）手法治疗

单纯屈曲压缩型骨折，压缩程度小于椎体高度1/3者可采用手法或器械复位治疗。但爆裂骨折、严重的椎板骨折，特别是怀疑马尾神经被骨折椎板挤压者应慎用或禁用。

牵引过伸按压法：患者俯卧于硬板床上，两手抓住床头。一助手把持腋窝部，另一助手握住患者双踝，对抗牵引。牵引至一定程度以后，在保持牵引的基础上，助手逐渐将双下肢提起离开床面，使脊柱过伸。经充分地牵引和过伸，使肌肉松弛、椎间隙及前纵韧带被拉开后，术者双手重叠按压于骨折后凸部位，用力下压，借助前纵韧带的伸张力将压缩的椎体拉开，后凸畸形得以矫正。

两踝悬吊复位法：患者俯卧于复位床上，将两踝悬吊起，使胸段脊柱过伸，此时前纵韧带被拉紧，使压缩的椎体得以复位。

肾托复位法：让患者俯卧于手术台上，胸腰段置于肾托上，然后逐渐摇起肾托，将患者的胸腰段挺起呈拱桥形，复位原理同上。

胸椎悬带牵引术：采用金属悬吊牵引弓、帆布带和两个铁环制成胸部悬带，患者仰卧在能升降的手术床上，两小腿固定于手术床上，头下垫枕。悬起胸部垫带，降下手术床，使伤员呈超伸屈，即可使胸椎压缩骨折整复，并包缠石膏背心固定，然后解除悬吊牵引。操作前最好要进行伤椎后凸部定位，这样有针对性。复位后应仰卧于硬板床上，腰背部垫气囊托板或垫子，以保持伤椎过伸位。操作时注意手法应慢而轻柔，避免加重组织损伤。

骨盆牵引、腰背部垫枕法：对于胸腰椎屈曲压缩型骨折和爆裂型骨折，入院后给予腰背部垫枕及骨盆牵引，牵引时间为 30～40 分钟 / 次，间隔 1 小时牵引 1 次，6～8 次 / 日；牵引力线与身体纵轴平行，牵引重量为患者自重的 1/10～1/15，餐后 1 小时内避免牵引。对于无椎管梗阻的爆裂骨折患者，腰背部垫枕高度应适度，垫枕过高可能会加重椎体后缘骨折块向椎管内移位而导致神经受压。软枕或气囊托板充气后的最高处应正对骨折处，垫枕高度一般在 10～15 厘米。

腰背伸挺练功复位法：伤后 48～72 小时，腰痛减轻即可开始腰背伸挺练功复位。较常见的有五点支撑法、四点支撑法、三点支撑法。

五点支撑法是患者用头部、双肘及双足作为承重点，用力使背部呈弓形挺起。一般在伤后 1 周内要达到此练功要求。

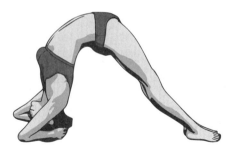

五点支撑法示意图

四点支撑法是用双手及双足承重，全身弓形挺起如拱桥。此练功方法难度较大，青壮年患者经过努力，在伤后 4～5 周内达到此练功要求。

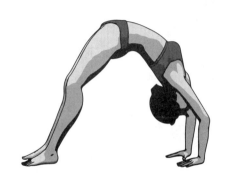

四点支撑法示意图

三点支撑法是用头及双足承重，全身呈弓形挺起，背尽力后伸。一般在他人帮助下要求在伤后2～3周内达到此练功要求。

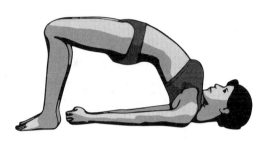

三点支撑法示意图

要注意的是，功能锻炼作为复位的一个重要方法，必须坚持早期开始、循序渐进、持之以恒。只要全身情况允许，一般伤后2～3天疼痛减轻后，就要在医生的指导下进行功能锻炼。锻炼次数要循序渐进，逐渐增加到200～300次/日。

（2）中药分期论治

早期患者若局部肿胀，剧烈疼痛，胃纳不佳，大便秘结，舌苔薄白，脉弦紧，证属气滞血瘀，治宜行气活血，消肿止痛。口服活血四物汤、大成汤、桃核承气汤、鸡鸣散加减等，活血止痛；若局部持续疼痛，腹满胀痛，大便秘结，苔黄厚腻，腑气不通，治宜攻下祛瘀，给润肠汤加减。中期患者肿痛虽消而未尽，仍活动受限，舌暗红，苔薄白，脉弦缓，证属瘀血未尽，筋骨未复，治宜活血和营，接骨续筋，方用合营止痛汤、接骨紫金丹等。后期患者腰酸腿软，四肢无力，活动后局部隐痛，舌淡苔白，脉虚细，证属肝肾不足，气血两虚，治宜补益肝肾，调养气血，方用四君子汤等。伴有督脉损伤者，以活血补血、通阳（督）起废之法。另外还有中药外贴、外敷、外洗、外擦、熏蒸之法。

（3）西药治疗

止血药物：如酚磺乙胺、氨甲环酸、血凝酶等。主要应用于创伤早期合并脊髓损伤的患者，也用于手术中及手术后减少出血。

利尿脱水药物：如20%甘露醇、呋塞米片等。主要应用于创伤早期合并脊髓损伤的患者，可减轻脊髓及神经水肿。

糖皮质激素类药物：如地塞米松、甲泼尼龙、泼尼松龙等。主要应用于创伤早期合并脊髓损伤的患者。

营养治疗药物：如单唾液酸四己糖神经节苷脂钠、神经生长因子等。主要应用于合并脊髓损伤者。

非甾体抗炎镇痛药：如布洛芬、尼美舒利片等。主要应用于创伤后疼痛。

抗生素类药物：如头孢菌素类、青霉素类、大环内酯类抗生素等。主要应用于合并皮肤外伤者，也用于术后预防切口感染。

抗凝血药物：如肝素、华法林钠片、低分子肝素等。主要适用于长期久卧患者预防深静脉血栓形成，尤其适用于既往有血栓栓塞病史的患者。有出血倾向者，用药期间应定期监测凝血指标。

（4）物理治疗

蜡疗：利用蜡的温热作用，改善骨折中后期腰背肌酸胀不适，使局部毛细血管扩张，新陈代谢加快，局部充血、水肿获得改善，进而减轻对神经的压迫和刺激。

中频脉冲治疗仪治疗：具有镇痛、改善血液循环、软化瘢痕、松解粘连等作用。

红外线治疗：具有镇痛、解除肌肉痉挛以及促进神经功能恢复的作用。术后应用可促进组织肿胀和血肿消散以及减轻粘连、促进瘢痕软化、减轻瘢痕挛缩。

（5）注射和针刀治疗

骨折中后期，腰背肌局部疼痛不适，可行痛点局部药物注射封闭。针刀可直达病灶，剥离粘连，松解挛缩，疏通经络、调和气血。主要应用于创伤中后期缓解腰背部僵硬及疼痛。

（6）针灸、艾灸治疗

针灸主要包括针刺疗法和电针疗法，多用于创伤中后期缓解胸腰背部僵硬及疼痛。人中、委中、然谷、命门、昆仑等是常用的穴位。

艾灸具有行气活血、消肿散结和强壮保健的作用。对胸腰椎骨折脱位伴腹胀患者采用隔姜灸神阙，借艾火的温热刺激和艾绒的穿透力，通过经络传导而起到疏通经络、调整胃肠气机，使阴阳气血调和、胃肠蠕动恢复正常，减轻腹胀，同时利用脐部的特殊生理结构，在姜片局部隔热、导热的作用下，艾灸产热使血管扩张，血液循环加快，活化细胞，活跃神经，改善胃肠功能，促进胃肠蠕动恢复，消除腹胀。

松节油点擦神阙可早期预防胸腰椎骨折后的腹胀和便秘，其原理是用松节油刺激神阙，能通过脐部的经络循行速达病所，起到疏通经络、通调水道、调和气血、调整胃肠气机、加快胃肠蠕动的作用，从而避免腹胀的发生。

2. 手术治疗

手术治疗的目的是重建胸腰椎的稳定，解除脊髓神经的压迫，避免迟发性神经损伤，恢复胸腰椎生理曲度。在稳定的基础上，尽可能兼顾椎体的运动功能。目前主要采用的手术方法有球囊后凸椎体成形术（PKP）和脊柱内固定术。

3. 中西医结合治疗

对于大部分新发的压缩性胸腰椎骨折，采用传统的中西医结合保守疗法一般都能达到骨性愈合，无须手术。因此，强调以中医手法、牵引、练功等外治法和中药内治法为主，西医治疗为辅。不稳定性骨折，尤其是伴有脊髓、神经损伤的患者，早期应以手术治疗为主，中医中药内治与西药治疗为辅；创伤中后期则以中医中药内治及推拿、针灸等外治为主，西医药物及理疗为辅。

胸腰椎骨折的康复

对于胸腰椎骨折的康复，医生治疗只是康复中的一部分，更多地需要患者自己长期坚持良好的生活习惯，注意按时活动，减少久坐、久站和长时间弯腰工作，减轻胸腰椎过度负荷。

1. 早期

对于截瘫患者，早期床边运动疗法可以预防关节挛缩的发生，徒手对截瘫部位的大关节进行被动活动，动作缓慢并且活动充分，且被动活动不要增加脊柱的负担及对其稳定性造成不良影响。脊髓损伤后或术后第 2 天，对瘫痪平面以下肢体进行局部按摩。对无神经损伤患者，伤后即可在医生的指导下进行床上四肢主动活动。单纯压缩骨折患者，待伤后疼痛减轻，即可早期进行五点支撑腰背肌锻炼。

2. 中期

骨折后1～2周可进行五点支撑法，患者仰卧在木板床上，保持伸直位，由3人同时抬颈肩部、腰背部、臀膝部，使患者被动用头、双肘及双足跟撑起全身，背部尽力腾空后伸，每次20～50下；骨折后2～3周可进行三点支撑法，患者双臂置于胸前，使患者被动用头及双足跟撑在床上，而全身腾空后伸，每次15～30次；骨折3～5周可进行四点支撑法，患者双手及双足撑在床上。同上法用3人帮助抬起患者，使患者全身腾空呈一拱桥，维持一段时间后肌肉放松，休息片刻，反复10～30次；骨折5～6周可进行飞燕点水法，患者俯卧，一人托头肩部，另一人辅助使头背部与双上肢尽力后伸，一人托双脚尽力前伸，全身翘起，仅上肢部着床呈两头向上翘起的弧形，运动幅度与次数逐渐增加，以无疲劳和疼痛感为度。6周后，在医生的指导下进行起坐和站立训练，瘫痪肢体尚无主动活动前宜在辅助工具支撑下使膝关节保持在伸直位进行站立锻炼。

对于脊髓损伤患者早期出现的排尿功能障碍，应首先排除泌尿器官的损伤，若不存在泌尿器官损伤则应尽早给予间歇性导尿，该类患者可在术后即刻行间歇性导尿。早期采用间歇导尿的目的是训练膀胱，使膀胱间歇性扩张，这样有助于膀胱反射性收缩的恢复。间歇导尿的方法是每4～6小时导尿1次，可根据导出尿量进行适当增减，每次导出尿量最好不要超过500毫升。过于频繁的导尿不但给患者带来痛苦和不便，也明显增加泌尿系感染的风险。

3. 恢复期

伤后3个月戴腰围或支具下床活动，4～6个月可适当参加劳动，半年内不做重体力劳动。加强腰背肌功能锻炼，锻炼要坚持半年至一年。对于截瘫或不全瘫患者，在行走支架的帮助下借助上身的摆动与上肢臂力及腰背肌和臀部肌肉的收缩，带动下肢进行迈左腿、迈右腿、迈左腿、迈右腿的4点步态锻炼，逐渐进行自主性的扶拐行走。

胸腰椎骨折健康问答

1. 胸腰椎骨折患者若过早下床有什么后遗症?

答:对于稳定型胸椎骨折,临床中最常采用的治疗方法就是长期绝对卧床休息,连吃饭、大小便等都在床上处理。一般卧床时间在 3 个月左右。如果过早下床,由于骨折部位未完全愈合,可能会导致进一步压缩,后期会出现驼背、胸腰段疼痛,甚至有可能因为压迫神经,出现神经症状,以及更严重的瘫痪。故发生胸椎骨折后一定要卧床休息,并且补充钙质和营养(如碳酸钙 D_3 等)。

2. 胸腰椎骨折严重吗?

答:胸腰椎骨折的严重性必须根据其骨折类型及是否损伤神经判定,这类骨折多发于老年人,因为老年人骨质疏松者较多,一些外伤很容易导致胸腰椎的压缩性骨折。如果青年人发生胸腰椎骨折,一般是由比较猛烈的外伤导致的,这一类骨折属于比较严重的损伤,对于其判断必须行 X 线、CT 或者磁共振成像检查。如果是单纯的胸腰椎压缩骨折,并且压缩高度小于1/3,则可以保守治疗,即绝对卧床休养,卧床时间一般要达到 3 个月左右,其间必须吃一些健骨、活血化瘀的药。一旦没有休息好,有可能进一步压缩椎体,就需要手术治疗。如果是爆裂性骨折,此类情况比较严重,需要进行手术治疗。因为爆裂性骨折容易损伤神经,甚至累及椎管内脊髓导致瘫痪,需要手术复位及钉棒系统内固定手术治疗。

3. 胸腰椎爆裂性骨折预后怎么样?

答:对于胸腰椎爆裂性骨折,如果没有损伤到神经、脊髓,一般术后愈合良好,很少有后遗症。但是如果损伤到了神经、脊髓,由于神经是很难恢复的,所以术后愈合后会留有一定的神经脊髓损伤症状。

4. 胸腰椎骨折可以应用的药物有哪些?

答:胸腰椎骨折的早期以疼痛为主,因此可用非甾体抗炎药止痛治疗,同时因患者大多伴有腹胀便秘,故宜在早期就使用活血化瘀通便类药物。胸腰椎的压缩骨折大部分继发于骨质疏松,所以对于压缩骨折保守治疗一定要注意补充钙质,如碳酸钙 D_3 片、阿法骨化醇。另外可以应用双磷酸盐药物增加骨强度,预防再骨折的发生。外敷一些活血化瘀类膏药,如活血止痛膏、复方南星止痛膏、跌打镇痛膏、骨痛贴等，可以促进局部的血液循环，起到活血化瘀、缓解疼痛的作用。

5. 胸腰椎骨折的主要临床表现有哪些？

答：胸腰椎骨折的临床表现主要有三个方面：局部剧烈疼痛，伴有损伤部位的压痛；伤后躯干以及双下肢感觉麻木、无力，或者刀割样疼痛，大小便功能障碍（无法自行排便或者大小便失禁），严重者可能双下肢感觉运动完全消失；合并有腹痛，呼吸困难，休克，意识丧失，等等。

6. 怎样才能防止再次骨折？

答：主要是要改变生活习惯和加强自身营养，如戒烟、控制饮酒量、少吃刺激性食品、多吃富含维生素和膳食纤维的食品。禁止久坐、久站、长期弯腰、负重过大、避免外伤和日常剧烈运动。

7. 骨折必须手术吗，跟保守治疗比有什么区别？

答：胸腰椎骨折不一定要手术治疗。在临床上，如果没有神经损害，脊柱三柱中至少两柱未受损，后凸角度小于 20 度，椎管侵占小于 30% 及椎体压缩不超过 50% 的胸腰椎骨折患者，是可以进行保守治疗的。只有出现神经损害及椎间盘等有损伤时，才行手术治疗。

8. 骨折手术有哪些方式，风险大吗？

答：胸腰椎骨折进行手术治疗，需要根据骨折的具体严重程度以及患者的实际年龄，来选择相应的手术治疗方案。如果老年人胸腰椎压缩骨折，没有神经压迫的症状，多数是采取骨水泥填充椎体成形微创手术。此种手术对患者的创伤影响小、术后恢复快，在做完手术第 2 天后，疼痛就基本消失，患者能够慢慢离床活动。成人压缩性骨折前柱压缩 2 度以上，需要手术切开复位内固定以及脊柱融合术；爆裂性骨折患者椎管受累超过 30% 或有神经症状，则需行脊柱前路或后路复位、减压、内固定和植骨融合术；骨折伴脱位的患者无论有无脊髓损伤，均行后路切开复位内固定，对合并神经损伤的患者行椎管减压手术。一般来说，微创类手术的风险是远远低于常规开放型手术的。但是开放型手术目前都比较成熟，一些手术风险还是可以避免的。

第十一章　后纵韧带骨化症

孙阿姨从事会计工作快 30 年了，平时上班主要以坐姿为主，最近几年感觉脖子越来越不舒服，总觉得脖子后面像打了石膏一样，后仰十分困难。工作时间稍长一些，两只手就会发麻发胀，走路也开始有"发飘"的感觉，像踩在棉花上。最后到医院一查，原来是患上了后纵韧带骨化症。

对于后纵韧带骨化症这种疾病，很多人听起来会觉得陌生。其实，这不是一个新发现的脊柱疾病，早在 19 世纪就有关于它的报道。从发病部位来讲，后纵韧带骨化症在脊椎的颈椎、胸椎、腰椎节段均可发生，其中颈椎后纵韧带骨化症占 70%，且临床症状相对较重，也是本文介绍的重点。

后纵韧带骨化症的相关概念

1. 看看后纵韧带的真面目

若将脊柱看作一张弓，后纵韧带便像是紧贴在这张弓后面的皮筋，它位于椎骨与椎间盘的后面，上起自第二颈椎（枢椎），向下抵达骶管前壁，可以限制脊柱过屈与防止椎间盘后脱。

后纵韧带的后面是脊髓，脊髓作为人体的中枢神经，负责传导感觉和运动神经冲动，也可以执行一些简单的反射

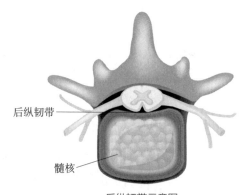

后纵韧带

髓核

后纵韧带示意图

活动，但结构上相对脆弱，后纵韧带可以起到保护脊髓的作用。

2. 后纵韧带的骨化

纤维结缔组织中骨质的形成，使原来的纤维组织发生了性质的改变，称为骨化。随着年龄的增长，局部椎间盘的退变、炎症、慢性劳损、创伤等不利因素逐渐叠加，后纵韧带就会慢慢发生骨化。此种情况，就像小树经历风沙雨雪，被损伤的树皮就会结痂变硬一样。

3. 后纵韧带骨化症

后纵韧带骨化症又称后纵韧带钙化症，系后纵韧带发生骨化或钙化，造成椎管狭窄，刺激和压迫了脊髓和神经根，从而产生肢体的感觉和运动障碍及内脏自主神经功能紊乱的一种类似脊髓型颈椎病的疾病。它能引起椎管狭窄，压迫神经、脊髓，从而使患者出现颈部疼痛、头晕、肢体麻木无力与活动不灵活等相关症状。

后纵韧带骨化症的临床表现

后纵韧带骨化症好发于颈椎，较少累及胸椎，其发生及发展均较缓慢。早期患者并不出现临床症状，但可在X线片、CT等影像检查中发现相应的骨化现象。而随着疾病的进展，后纵韧带骨化症会逐渐出现颈椎后纵韧带骨化和胸椎韧带骨化两种表现。

1. 颈椎后纵韧带骨化

（1）颈部症状

在早期可逐渐出现颈部酸痛及不适感，颈部活动以后伸受限明显。但需要注意的是，许多疾病都可以导致颈部疼痛、活动受限，因此并不是感到颈部疼痛、活动受限就一定表示患有后纵韧带骨化症。

（2）神经症状

当颈椎后纵韧带骨化进一步加重时，患者会逐渐出现脊髓压迫症状。脊髓压迫症状是指慢性进行性、痉挛性的四肢瘫痪，多数先从下肢开始，一个月至数月后出现上肢症状。也可先出现上肢症状，或四肢同时发病。

上肢症状主要有无力和麻木感，手的灵活性减退，严重者不能握笔、持筷或捏取细小物品，握力减退、肌肉呈中度或轻度萎缩。某些患者会因自身心理因素，如紧张、恐惧等，加重上述症状。

下肢症状有双下肢无力感，难以抬腿，拖地而行或步态不稳，有踩棉花感；大腿内侧肌肉痉挛明显者，走路呈前脚向内交叉越过后脚的剪刀步态；严重者则不能自行起坐及翻身，完全瘫于床上；另可有痛觉、温觉、触觉的减退，闭眼时不能分清自己下肢肌肉、关节的位置。

此外，有的患者也会出现排尿困难或小便失禁，排便间隔增长，腹胀、胸腹部常有束带感等症状。

2. 胸椎后纵韧带骨化

胸椎后纵韧带骨化症最常见的症状为下肢麻木、下肢无力及步态不稳。下胸椎及胸腰段后纵韧带骨化症患者，多表现为肛门与会阴部的麻木感，性功能障碍（阳痿或射精不能），大小便失禁。

后纵韧带骨化症的危险因素

假如人体是一个机器，那后纵韧带就好比是一个齿轮。机器不断地运转导致齿轮不停地磨损，人不断地运动也会导致后纵韧带慢慢地发生骨化，这是一种无法避免的老化过程。也正如前文所说，后纵韧带骨化症的临床症状通常出现在50～70岁人群。但除此之外，其他一些因素还可能加速后纵韧带的骨化过程。

1. 不良的生活习惯

不良的姿势，如长期低头、不适时活动颈部等，会加快后纵韧带的劳损从而使后纵韧带骨化症临床症状的出现时间提前。

睡眠过多或过少，以及不良的饮食习惯，如低动物蛋白饮食、高盐饮食等，也会加速后纵韧带骨化的进程。

2. 感染因素

咽喉部炎症或上呼吸道感染，可通过周围静脉系统血行感染，影响到后纵韧带，使其产生炎性反应而加速骨化。

3. 代谢性因素

与普通人群相比，患有甲状旁腺功能减退性疾病、低磷性佝偻病和非胰岛素依赖型糖尿病等系统代谢性疾病的人群，更容易患后纵韧带骨化症。

4. 遗传学因素

后纵韧带骨化症的发病与一些特殊的基因表达密不可分。

颈椎后纵韧带骨化症的临床检查

诊断颈椎后纵韧带骨化症，需要症状与体征吻合，并结合影像学检查。

1. 病史采集

由于本病早期的头颈部症状较为轻微，颈椎后纵韧带骨化症患者通常因前文所述的脊髓压迫症状明显时才去就医，多表现为上下肢的不同程度的慢性进行性、痉挛性四肢瘫痪，患者年龄多集中在 50～70 岁。

2. 体格检查

当骨化的后纵韧带压迫脊髓时，医生在为颈椎后纵韧带骨化症患者进行体格检查时，会发现一些具有诊断意义的证候。如发现不能完成精细动作、霍夫曼征阳性、上肢肌力减退等，则提示患者可能患有后纵韧带骨化症。

3. 影像学检查

主要包括 X 线片、CT、磁共振成像及造影检查四大类别。这些检查方式各有利弊，对后纵韧带骨化症的诊断价值也各有不同。

（1）X 线片：后纵韧带骨化症的常用检查，在颈椎侧位 X 线片上患者表现为椎体及椎间隙后方的高密度条索状或斑块状影像，因这种变化在早期有时难以察觉，X 线片诊断后纵韧带骨化症存在较高的漏诊率。

（2）CT 检查：诊断后纵韧带骨化症的重要手段。在 CT 扫描像上，患者可见椎体后缘有高密度骨化块突向椎管，使椎管狭窄、容积变小，脊髓和神经根受压移位变形。

（3）磁共振成像：不是后纵韧带骨化症的常规检查，这是因为其对后纵韧带骨化块的影像显示不佳，仅能观察到它对脊髓的压迫情况。但对于术前患者而言，磁共振成像有着相当的意义。因为其能在直接勾画出骨化灶的同时，反映出脊髓受压后的信号变化，从而推断手术疗效与术后关节功能的恢复情况。

（4）造影检查：当CT不能明确诊断时，医生会考虑进行造影检查。脊髓造影能显示严重后纵韧带骨化症造成的椎管梗阻情况，对于合并存在的椎间盘突出也能显示骨化块对硬膜囊压迫的程度及脊髓受压的形态。

颈椎后纵韧带骨化症的分型

在X线片下，颈椎后纵韧带骨化症可以分为四个类型。

1. 局限型
亦称孤立型，此型少见，以下颈段相当于椎间盘部位的局限性骨化为特点。此型骨化韧带多向后隆突，故容易造成脊髓受压。

2. 混合型
骨化阴影呈间断型和连续型两种表现。继续交界部椎间盘呈节段性不稳和代偿性活动增加，是导致该部位椎间盘突出引起脊髓受压的重要原因。

3. 分节型
骨化阴影不连贯，在椎间盘部呈中断现象。

4. 连续型
骨化阴影呈跨越数个椎体的条索状，在椎间盘部位阴影前方略凹陷，后方稍隆突，此型好发于上颈段。

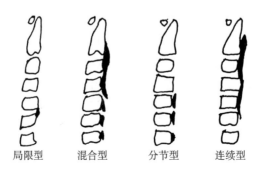

局限型　　　混合型　　　分节型　　　连续型

后纵韧带骨化症的治疗

后纵韧带骨化症的治疗方法甚多，虽各法有异，但主要目的都是缓解或消除后纵韧带骨化部分对脊髓或神经根的压迫。临床上治疗方法很多，主要可分为保守治疗和手术治疗两大类。

1. 保守治疗（非手术疗法）

对于症状较轻，无或有轻微的脊髓压迫症状，但不影响日常生活及工作者，可以采取不同的保守疗法单独或联合治疗。经过保守治疗后，很多患者的症状能缓解或消失，或延缓其病情发展。

另外有研究表明，17% 的无症状患者平均 14.6 年可出现脊髓压迫症状，患者应至少每年复查一次，并向医生询问关于预防脊髓压迫症状产生的临床指导。

（1）颈部制动：包括卧床休息、佩戴颈托等。

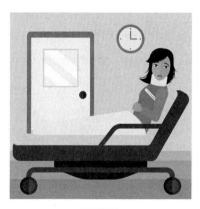

颈部制动

（2）中医治疗：包括中药汤剂、按摩推拿、针灸、拔火罐、小针刀、穴位注射等。其中值得注意的是，不当的按摩时机、按摩手法有可能加重本病的病情，故需要在专业医生的指导下进行。

（3）西医治疗：非甾体抗炎药、激素类药、营养神经药等是目前较为常用的西药。非甾体抗炎药具有解热镇痛抗炎的作用，但有一定的胃肠道反应，应在医师的指导下使用；激素类药物可以迅速缓解炎症反应；营养神经药可以防止轴突变性，修复被损害的神经组织。此外，还可以选择甘油果糖、甘露醇等脱水药，可脱水消炎，缓解神经根水肿。

（4）注射疗法：对于疼痛明显者可行注射（封闭）治疗，如硬膜外或颈神经根封闭。

2.手术治疗

对于症状、体征比较严重，且经过严格系统的非手术方法治疗后，病情仍不见好转或有进行性加重，CT、磁共振成像检查或脊髓造影证实其椎管狭窄或梗阻，脊髓受压症状、体征明确的颈椎后纵韧带骨化症患者，应及时根据具体类型及情况进行手术治疗。

对于手术疗效，一般脊髓压迫症状程度相对较轻，仅表现为行走困难者，往往能取得较好的疗效；而脊髓压迫症状相对重，表现为站立困难者，效果往往不如前者。

颈椎后纵韧带骨化症的康复锻炼

对于颈椎后纵韧带骨化症的康复，更多需要患者自己保持良好的生活习惯与适量的锻炼。早期的患者可以在医生的指导下进行适当的功能锻炼。这里推荐几种锻炼方法。

手抱颈项与项争力

取站立位，两手十指交叉，上举屈肘，用手掌搂抱后枕部，用力向前，同时头颈使劲施加向后伸的力，但保持中立位，使两力相抗，保持 5～10 秒 / 次，10 次 / 组，练习 2～3 组。在练习的过程中，可以随着练习时间的增长，增加训练次数和组数。

耸肩运动

上身正立，使劲向上耸肩，感觉像是用肩膀去碰耳朵，双肩提到极限处，默数 2～3 秒，然后双肩自然落下。重复 10 次，练习 2～3 组。也可以向前耸肩，向后耸肩，方法同前。在练习的过程中，可以随着练习时间的增长，增加训练次数和组数。

扩胸运动

身体正立位，双肘屈曲，肘部与肩平齐，双肘使劲向背后伸到最大限度时，可以感受到胸部扩展以及颈背部肌肉的紧张，此时默数 2～3 秒，然后上肢向前伸展，肘部伸直。以上动作重复 10 次，练习 2～3 组。在练习的过程中，可以随着练习时间的增长，增加训练次数和组数。

游泳

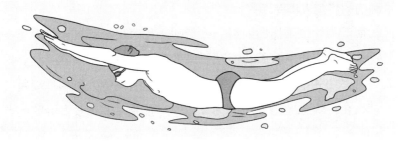

游泳时动作不要太剧烈

游泳的时候能对颈椎进行有效的伸屈锻炼和增强颈部肌力，但动作要缓慢柔和，不要太剧烈，即量力而行。

骨科医生的健康公开课

颈椎后纵韧带骨化症患者如何建立良好的生活习惯

患者在治疗后应尽量佩戴颈围加以适当保护；平时注意保暖，避免颈项部受风受寒；用枕要适当，最佳的枕头应该是能舒适地支撑颈椎，并保持颈椎的生理曲度，枕头要有弹性，其高度一般在 10 厘米左右，即相当于自己立起拳头的高度；避免长期低头工作或单一姿势时间太久，成人一般不要超过 1 小时；注意避免颈部外伤，防止突然转头；防止反复落枕，不要趴在桌子上睡觉。

后纵韧带骨化症健康问答

1. 颈椎、胸椎、腰椎哪一个更容易发生后纵韧带骨化症？

答：后纵韧带骨化症多发生在颈椎和胸椎，这是因为腰椎椎管的容积要大于颈椎和胸椎，即使产生骨化也不会对神经造成压迫。而颈椎的后纵韧带骨化症比胸椎更常见，这是因为颈椎的活动度要比胸椎大得多，更易发生劳损。

2. 这种病的高危人群有哪些？

答：长期低头伏案工作的人群，如老师、程序员、行政人员等都有患该病的潜在风险；糖尿病和甲状腺功能减低患者患病比例高；颈椎受过外伤等创伤因素与该病有密切关系。另外，家族遗传也是此病高危人群的重要特征。据研究表明，该病在二级血亲的发生率为 23.2%，显著高于一般人群中的调查结果（1.6%～3.9%）。

3. 后纵韧带骨化症在什么情况下可以进行保守治疗，能否根治？

答：在后纵韧带骨化症的早期，如果无症状，其影像学上虽存在后纵韧带骨化灶，也可以不进行治疗。若出现颈部的疼痛不适，后仰受限等早期症状，可以进行保守治疗，如不良生活习惯的纠正、颈托制动、针灸、推拿、牵引以及针对症状用药等。手法推拿、牵引等理疗最好到正规医院进行，以免加重病情甚至伤及脊髓。需要注意的是，后纵韧带骨化症的保守治疗不能根治，仅在预防与改善早期症状上有效，对于后期产生脊髓压迫症状的患者，则应避免推拿、牵引治疗，严重者需考虑手术疗法。

4. 后纵韧带骨化症在什么情况下应选择手术治疗？

答：可以通过以下几点判断是否有做手术的必要：症状在逐渐加重，经过保守治疗后没有效果；症状表现严重，CT 检查提示骨化明显，椎管明显变窄；影像上可以看出骨化十分明显，椎管极度狭窄，看病时医生会警告轻微外伤就有损伤脊髓的可能。具备以上任意一种情况时，均应该考虑手术。患者不能因害怕手术风险而执着于保守治疗，否则可能会延误病情。

5. 后纵韧带骨化症的手术风险有哪些，会不会瘫痪？

答：任何手术都存在一定风险，后纵韧带骨化症手术也可能会出现手术并发症。术前医生会仔细向患者及其家属交代具体情况，让患者心中有数。常见的前路手术并发症有脑脊液漏、植入物并发症、声音嘶哑、呼吸困难和吞咽困难；后路手术常见的并发症有第五颈神经麻痹和轴性疼痛。但目前的手术方法已经相当成熟，现阶段出现这些并发症甚至瘫痪的可能性较低。

6. 手术能治好后纵韧带骨化症吗？

答：任何一个手术的主要目的都是防止病情的发展，后纵韧带骨化症的手术也不例外。对于本病而言，骨化范围的大小、椎管狭窄的程度、术前症状的轻重，都是影响手术疗效的重要因素。病情较轻，脊髓虽受压但未变性的患者，采取手术治疗一般能取得比较好的疗效。

7. 颈椎后纵韧带骨化症的患者如何进行饮食护理？

答：宜适当补充蛋白质，尽量选择富含优质蛋白质的食物，如奶制品、蛋类、大豆、瘦肉、鱼肉、鸡肉等；多吃青菜水果，保证体内维生素及膳食纤维摄入充足；多饮水，保持大小便通畅。减少糖类和油脂的过度摄入，以减少脂肪的沉积和减轻颈部肌肉的负担。

第十二章　急性腰扭伤

急性腰扭伤不是一件大事，但却影响患者的生活质量。这种病如果不及时治疗，很有可能导致腰肌劳损，而腰肌劳损又会引发各种不适症状，如腰痛、腰部酸胀等。

一项研究显示，急性腰扭伤是骨伤科的常见疾病，发病率约占骨伤科门诊腰腿痛患者的 5%～20%，其中 80% 以上为男性；其发生于各种职业，有 60% 以上是体力劳动者或运动员。

急性腰扭伤的相关概念

1. 什么是急性腰扭伤

急性腰扭伤俗称"闪腰""岔气"，是指腰部筋膜、肌肉、韧带、椎间小关节、腰骶关节发生急性损伤，从而引起腰部疼痛和活动功能障碍的一种病症，属临床常见病、多发病。若治疗不及时，会使症状迁延不愈，变成慢性。

2. 引发急性腰扭伤的原因

（1）间接暴力：腰扭伤多在行走滑倒、跳跃、闪扭身躯、跑步时发生，多为肌肉韧带遭受牵掣所致，此种损伤较轻，多为间接暴力。

（2）腰挫裂伤：是较为严重的损伤，如高攀、提拉、扛抬重物时，由于用力过猛或姿势不正确，造成腰部的肌肉筋膜、韧带、椎间小关节与关节囊的损伤和撕裂，多为直接暴力。

急性腰扭伤引发的一箩筐问题

1. 被迫体位

腰部一侧或两侧剧烈疼痛，活动受限，不能翻身、坐立和行走，常保持一定强迫姿势以减少疼痛。

2. 疼痛

急性腰扭伤大多为突然损伤，患者自觉局部疼痛剧烈，并随着局部活动、振动而加剧，平卧后则可减轻，其痛点均较固定。压痛点明显、局限，有时可从此痛点向大腿后部放射，并随腹压增加而加剧。

3. 活动受限

腰背部活动明显受限，尤其以向健侧侧弯、旋转及前屈为甚。向患侧弯曲时，由于可使损伤组织放松，故仍可做小范围活动。

4. 肌肉痉挛

受损肌肉由于疼痛及其他各种病理因素而发生反射性的痉挛，用手触摸呈条索状，一般均较明显。处于痉挛状态下的肌肉，由于肌肉纤维频繁地收缩而使其代谢产物增加，从而可导致疼痛加剧，并再度促使肌肉痉挛，以致形成恶性循环，故应设法将其阻断。

急性腰扭伤的致病因素

腰部扭伤发病率较高，那怎么去预防呢？要想合理有效地预防，我们首先要搞清楚其致病因素。

1. 年龄

急性腰扭伤的发病年龄以青壮年、中年为主，男性较多见。

2. 职业

本病多因剧烈运动或负重不当以及不慎跌仆、外伤、牵拉和过度扭转等原因引起肌肉、韧带、血管等软组织的痉挛、损伤。既往报道显示，本病多见于重体力劳动者，如搬运工和机械工人等。但随着社会的发展，新型职业的兴起和工作方式的改变，其发病人群也发生了相应的变化。通过分析发现，长期强迫体位工作与不良坐姿者，如司机、电脑操作人员、制衣厂工人等，由于长期超时（每天工作 10～15 小时）强迫体位导致腰部肌肉劳损是其主要诱因。

3. 无准备活动

无论是体力劳动，还是各项竞技活动，如果在正式开始前能对脊柱及四肢进行由慢到快，由小幅度到大幅度的准备活动，则不易发生损伤（包括腰背部扭伤）。反之，在无准备活动的情况下，突然加大脊柱的负载量，则很容易引起扭伤及韧带撕裂，严重者甚至可发生骨折（以横突骨折多见）。

4. 姿势不当

日常很少从事重体力劳动的家庭妇女或脑力劳动者，在搬动重物时，往往不习惯按先将身体向前靠拢、屈膝、屈髋，再双手持物，并在抬起（举）的同时使膝及髋关节逐渐伸直这一正常步骤，以致用力不当，容易将腰背部扭伤。

急性腰扭伤的诊断

诊断腰扭伤需要症状与体征吻合，并结合影像学检查。

1. 病史采集

急性腰扭伤的患者多数是由于用力不当或用力过猛导致腰部一侧或者双侧剧烈疼痛。除了明显的外伤史外，某些轻微外伤，例如床上翻转时的用力不当、由坐位或蹲位站立起来时用力过猛，或自高处取物时姿势平衡失调等，也会引发腰部扭伤。

2. 临床症状

对于轻微扭伤者，腰部当时可能无明显的疼痛，但在次日就可能出现腰部疼痛。扭伤较重者，会立即出现腰部持续性剧烈疼痛，次日可能出现血肿，令疼痛加重。

扭伤较重的患者还会当即出现腰直立困难的情况，要保持一定姿势才能放松腰部力量。

3. 影像学检查

检查腰部扭伤主要选择 X 线片，因为此类患者主要是软组织的损伤，选择 X 线片是为了排除腰部骨折。

腰部扭伤的分型与分期

临床多分为二型：中央型，腰部压痛点在背中央督脉走向中，多为腰骶棘上韧带、棘间韧带损伤；侧位型，腰部压痛点在背中央两侧膀胱经络走向中，多为竖脊肌、胸腰筋膜深层损伤。

临床上常将急性腰扭伤分为急性腰肌筋膜扭伤、急性腰部韧带损伤、急性后关节滑膜嵌顿三类。

急性腰扭伤的预防与治疗

1. 生活与工作中要做好防护

（1）改善劳动条件，以机械代替繁重的体力劳动。劳动时注意力要集中以减少意外发生，特别是集体抬扛重物时，应在统一指挥下，齐心协力，步调一致。

（2）加强保护措施。在从事重体力劳动时，可以使用护腰带将腰部束紧，以协助稳定脊柱、增强腹压和肌肉的工作效能。在寒冷潮湿的环境中工作后，应洗热水澡以祛除寒湿，消除疲劳，尽量避免长时间采取弯腰性强迫姿势工作。

（3）经常锻炼腰背肌肉，如平卧床上挺腰或倒走，可增强对外伤的承受力。具体腰部功能锻炼方式包括：①仰卧位背伸肌锻炼：五点支撑法、三点支撑法、四点支撑法等；②俯卧位锻炼：伸直抬双腿、抬头挺胸抬腿等；③腰部回旋运动。

（4）掌握日常功能锻炼中的要领。任何一项锻炼项目均有其科学、合乎解剖生理要求的训练要领，并已经过实践反复修改，其既能提高竞技能力，又可预防运动伤。因此，运动时必须遵循运动要领进行训练，切勿因自行其是而引起损伤。

（5）劳动前做好准备工作。即使是经常从事体力劳动的工人，也应在正式劳动开始前适当活动腰背部，以减少意外的发生；对于偶然参加体力劳动或剧烈运动者更应如此。在进行劳动时，任何人均应根据个人的体能量力而行，切勿勉强。

2.受伤后要尽早进行治疗

（1）腰背部制动。局部制动是任何创伤组织修复的基本条件。腰背部肌腹或附着点处的撕裂范围一般较大，因此更需要局部制动，以有利于损伤组织获得正常愈合。否则，过多的活动不仅会延长病程，且易转入慢性腰痛（腰部慢性纤维织炎）而使治疗复杂化。对严重损伤者，应绝对卧床休息2～3周，原则上不应少于7～10天，而后行石膏腰围（下背部扭伤时石膏范围应上移）固定3～4周，并在不增加患侧拉力的情况下适当活动。中度扭伤者除可采用卧床休息外，亦可选用石膏制动的方式，这对于需坚持工作而难以卧床休息的患者更容易接受。石膏固定一般持续3～4周。对病情较轻者，休息数天后，可戴一般腰围、胸背支架或简易腰围起床活动。手法推拿及各种促使腰部活动的疗法，不适合早期及损伤严重者，以免延长病程或转为慢性。

（2）针灸。可针刺闪腰穴、阿是穴、腰阳关、委中、后溪，用平补平泻或泻法，留针10分钟。

刺络拔罐。用梅花针重叩压痛部至微出血，再拔火罐，留针10～15分钟。也可以使用耳针治疗，取腰骶、皮质下、神门、肾上腺穴，中强刺激，留针10～30分钟，每日或隔日1次。

（3）局部手法按摩。主要手法有推、揉、拨、点按、扳法等。手法治疗后1～2天，要求患者仰卧抱膝早晚各5～8次，每次维持2～3分钟。3天以后，腰部肌肉的痉挛大多完全解除，患者可以在床上坐位弯腰前屈，以双手尽量触及脚尖为度，反复5～10次。或站立位做腰部的前屈、后伸、侧屈、旋转运动，动作宜缓慢，逐渐加大幅度。1周后要求患者开始腰背肌肉的力量锻炼，防止经常性复发。

（4）中药外敷。可使用活血止痛膏、跌打损伤膏等药物。

（5）封闭治疗。对急性扭伤时疼痛剧烈且伴有肌肉痉挛者，可采用0.5%普鲁卡因 20 毫升在痛点处行封闭治疗。其深度视个体胖瘦、压痛点深浅及解剖特点而定。每间隔 1～2 天封闭一次，4～5 次为一疗程。一般无须另加其他药物。

急性腰扭伤的康复锻炼

对于急性腰扭伤的康复，医生治疗只是其中的一部分，早期需要患者采取制动措施来促进组织修复，后期要坚持锻炼，养成良好的工作和生活习惯，按时活动，减轻腰背部肌肉长时间的牵拉。以下是一些对症的康复治疗建议。

1. 急性疼痛期

患者应该以严格的制动为主，可在允许的范围内进行小幅度的运动锻炼，目的是促进恢复，避免病情加重。

（1）卧床休息。尽量选择平卧在硬板床上，只可翻身，不允许坐起或站立，一般卧床 1～2 周症状可缓解。患者仰卧位下床时，先将身体小心地向健侧侧卧，即健侧在下，两侧膝关节取半屈曲位，用位于上方的手抵住床板，同时用下方的肘关节将半屈的上身支起，以这两个支点用力，患者会较容易坐起；然后再将手撑于床板，用臂力使身体离床，同时使半屈的髋、膝关节移至床边，最后再用拐杖等支撑物支持站立。按上述方法起床可使躯干整体移动，从而减少了腰部屈曲、侧屈、侧转等动作，不致引起腰部疼痛或不适。如患者难以单独下床，可在家属的帮助下以同样方式下床。

（2）功能锻炼。可在仰卧位进行展臂扩胸等活动，尽量不要活动腰部。

（3）注意生命体征及身体各方面情况的变化，避免由于卧床引发其他疾病。

2. 慢性康复期

急性腰部扭伤如果治疗不及时或治疗不当，可转化为慢性腰痛，因此腰肌锻炼尤为重要。对于慢性劳损者，增强腰背肌锻炼，不仅可通过增加肌力来代偿病变组织的功能，还可促使患者早日康复。

腰背肌锻炼的方式较多，以飞燕式为佳，每日 3 次，每次 5 下。

（1）下床活动。症状消失后所需继续卧床的时间，应等于症状完全消失所需天数的 1/2。开始下床活动的前几天可先在外人搀扶或腰围保护下，每天下床活动 3～4 次。开始下床活动的时间稍短一些，之后逐渐增加次数和时间，下床后可做一些简单的腰部及下肢活动，以不引起疼痛为原则。活动中应避免腰部的过度屈曲、后伸、侧屈、侧转及负重等活动，注意纠正不良姿势和保持正确姿势，防止扭伤、闪腰、挫伤。

（2）早晨起床时不要过急。醒来时可先在床上做一些腰部运动，如先做一些腹式呼吸运动，使腹部肌肉一松一弛一收缩，然后做双髋双膝屈曲、双手抱膝的运动和腰部的扭转动作；床上活动腰部约 10 分钟后，由仰卧位转成侧卧位，再以手撑起上半身缓慢起床。

（3）佩戴腰围。腰围上方达到下肋弓，下方覆盖髂嵴部，前方束紧。腰围可限制腰部前屈，使腰椎局部软组织得到相对充分休息，还可以加强腰椎的稳定性，巩固前期治疗。

骨科医生的健康公开课

良好的生活习惯有助于防治腰扭伤

睡眠时尽可能选择仰卧位及右侧卧位。仰卧位时患者四肢保持自然伸展，可使全身肌肉放松；右侧卧位不会压迫心脏，也不会影响胃肠蠕动。避免俯卧位。

站立时要两眼平视，下颌稍内收，胸部挺起，腰背平直，小腿微收，两腿直立，两足距离与双肩宽度相等。此时，人体的重力线正好通过腰椎及椎间盘后部，能有效地避免椎间盘突出。站立姿势不良，尤其是脊柱不正，如含胸垂肩、下巴前突以及站立时左右倚靠、东歪西斜的姿势会导致腰椎疾病的发生或复发。

搬提重物时要注意姿势正确。避免在弯腰时用力，如扛抬重物时要尽量让胸腰部挺直，髋膝部屈曲，起身时以下肢用力为主，站稳后再迈步；推拉重物时尽量选择推的方法，借助腹部肌力来减轻腰部肌肉负荷。

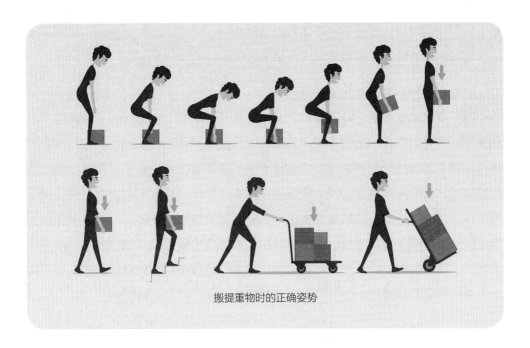

搬提重物时的正确姿势

急性腰扭伤健康问答

1. 什么情况下的腰痛会是急性腰扭伤?

答:急性腰扭伤大多为突然损伤,患者自觉局部疼痛多十分剧烈,并随着局部活动、振动而加剧,平卧后则可减轻,其痛点均较固定。压痛点明显,有时可从此痛点向大腿后部放射,并随腹压增加而加剧。一般情况下,有腰部扭伤史或用力不当以后,会突然出现被迫体位、疼痛、压痛以及腰背部痉挛,X线平片会显示部分椎体生理前凸消失以及侧弯征。除上述症状外,不伴有其他改变。

2. 急性腰扭伤需要手术吗?

答:急性腰扭伤一般不需要手术治疗,对于剧烈疼痛者可进行封闭治疗。如果脂肪疝明显,或发生了严重的脊椎骨折可采取手术治疗。

3. 推拿、针刺等非手术治疗什么时间应用?

答:针灸治疗对于急性期止痛和慢性期恢复均有一定作用。推拿手法在急性期的应用多为点按,轻揉等手法,因为急性期组织结构的损伤不确定。不当的按摩手法会加重病情，而适当的手法可以缓解疼痛，活血消肿。慢性期可采用重手法，可以达到松解粘连，恢复肌肉力量的效果。

4.腰部扭挫伤会不会出现后遗症？

答：腰部扭挫伤若治疗不及时，会使症状迁延不愈，变成慢性。急性扭伤十分多见，经过治疗后，95%患者可痊愈。但是如果早期治疗失误，未获得满意的制动与固定，则由于受损的腰背肌仍处于被牵拉状态，或是由于腰背部的频繁活动影响了组织的正常愈合，或由于重手法推拿等操作，使刚刚愈合的纤维组织又被拉开等，均可造成不良后果。对于严重的腰背肌撕裂伤，即使早期得到合理的治疗，也有可能出现后遗症，这主要是由于愈合后遗留的大面积瘢痕组织使脊柱的正常活动与对负荷的承受力较正常组织为差，易被牵拉而松弛、变性及局部缺血，并可形成恶性循环。因此，对于此类病例，在治疗上要特别小心。

5.腰部扭挫伤可以使用什么药物？

答：必要时可使用非甾体抗炎药及肌松剂等，中医用药以活血化瘀为主。可口服复方丹参片、云南白药、活络丹、三七粉及红花等，亦可选用各种药物外敷，包括各种跌打损伤膏药、坎离砂及药酒等。

6.腰部扭伤会导致骨折吗？

答：腰部扭伤主要是软组织损伤，至于会不会骨折，要根据当时患者本人的用力情况、姿势等综合考虑，但不排除有骨折的风险。

7.腰部扭挫伤患者如何进行日常生活护理？

答：宜适当补充蛋白质，尽量选择富含优质蛋白质的食物，如奶制品、蛋类、大豆、瘦肉、鱼肉、牛肉等；多吃青菜水果，保证体内维生素及膳食纤维摄入充足；多饮水，保持二便通畅。除合理规划饮食外，还需进行必要的日常锻炼，以增强腰背部肌肉的力量，减轻突然用力导致的肌肉损伤；加强腰部保护措施，如运动时佩戴腰围，进行体育锻炼或体力劳动时掌握要领，并做好充分的准备工作，合理分配运动量。

第十三章　腰肌劳损

随着科技的进步和社会生产力的发展，人类在取得前所未有的成果的同时，也遇到了前所未有的困扰，那就是骨骼健康问题日益突出。从前，人类好不容易直立了起来，但今天由于工作和生活方式的不当，很多人又逐渐"弯"了下去。随着工作方式的改变，越来越多的人加入了伏案族的行列，这些人每天坐在电脑前工作的时间长达 8 小时，甚至更多。

由于长时间伏案工作，腰部的肌群一直保持高度紧张状态。滴水尚能穿石，更别说是肉体凡胎的我们，肯定经不住长此以往的消耗。就这样，人类在解放了生产力的同时，却也束缚了自己的腰肌。和感冒一样，腰肌劳损成了大家耳熟能详的一种疾病。

腰肌劳损的真相

腰肌劳损的"腰肌"并不是专指腰部肌肉，还代指与其相关的筋膜、韧带等软组织，所以腰肌劳损又被称为腰部劳损。不管是年轻人还是老年人，大都经历过腰痛，但部分患者去医院拍了 X 线、CT 或核磁，往往没有明显的病变，或者仅有轻微的椎间盘退变，但腰痛却是实际存在的。因此，医学界就给这种没有明显器质性病变的腰痛起了一个名字，叫功能性腰痛，其本质还是腰肌劳损。

腰肌劳损既往多见于腰部急性扭伤后，因失治或误治导致损伤迁延不愈而发展成慢性损伤的患者。而随着当今社会生活及工作方式的改变，该病更多见于腰部长期过度负重或长期腰部姿势不良的人群，尤以伏案工作者为甚。其次就是易发于腰椎先天畸形及后天损伤的人群，如腰椎骶化、骶椎腰化或后天腰椎压缩骨折等，这些因素可导致腰部肌肉韧带的平衡失调，而易引起慢性腰肌劳损。

腰肌劳损常见临床表现

长期反复发作的腰部酸痛或胀痛，给腰肌劳损患者的生活和工作带来了严重的困扰。当腰肌被"累坏"时，会造成脊柱平衡功能失调，时间长了，患者会表现为腰背部酸痛，直腰困难，不能久站、久坐，不能坚持弯腰工作。

腰肌劳损患者的腰痛常有以下特征。

1.无明显诱因的慢性疼痛。腰痛为酸胀痛，清晨时疼痛加重，稍微运动后会缓解。但是做高强度的运动时会加重，严重者可变为持续性疼痛。

2.腰部压痛点广泛不局限。以棘突两侧、腰椎横突及髂后上棘多见，重者伴随压痛可有一侧或双侧骶棘肌痉挛僵硬。

3.有单侧或双侧骶棘肌痉挛征，由于患侧腰肌收缩，骨盆可以倾斜，腰部显得僵硬，起卧床比较费力。

怎么偏偏是腰部肌肉"中招"，很少出现腹肌劳损

1. 腰部受力集中

从人体生物力学的角度来看，腰椎承受着人体将近 2/3 的重量，可想而知，我们的腰椎每天都承受着多么大的压力。为了维持腰椎的稳定，其周围的肌肉、韧带、筋膜软组织都要为腰椎分担压力。

2. 脊柱活动多

腰椎是人体脊柱关节中负重最大、活动幅度最大的节段，在日常生活中，身体的前弯、后伸、侧身、转动等动作都需要借助腰椎的运动才能完成，所以腰部也是最容易产生劳损的部位。

3. 脊柱结构容易不稳

腰椎处于后背中轴，骶骨以上，胸椎以下，一般是由 5 个椎体构成，每个

腰椎的基本结构都包含有椎体、椎弓，且上下椎体之间夹有较厚的软骨——椎间盘，这样的结构可以使椎体之间具有活动度，并具有储存和传递负荷、缓冲作用，同时椎体后方有 7 个突起，是肌肉、韧带的附带部位。脊柱的功能单位是由相邻的两个脊椎及其连接组织构成的，其中位于前方的椎间盘和位于后方的两个小关节形成一个三角结构，为脊柱的功能单位提供稳定性，使相邻的两个脊椎在运动时不至于错位太多。

当椎间盘病变或两个小关节囊松弛时，就不能保持这种稳定性，这是脊柱的内源性稳定的来源；另一方面，肌肉可以为脊柱提供外源性稳定，当脊柱运动时，肌肉可通过收缩或松弛使脊柱保持稳定。就像我们用手扶住不稳的桌子一样，也可以为桌子提供稳定性，但代价就是要耗费我们的人力。对于腰肌来说，代价就是劳损。

随着年龄的增长，脊柱会发生退变，引起脊柱结构失稳，这时腰背肌将超负荷工作，以求躯干稳定，日久腰部肌肉即产生代偿性劳损。

腰肌劳损的常见发病原因

1. 腰肌被累坏了

导致腰肌劳损的原因有很多，各种直接或间接的原因使腰部肌肉软组织反复多次受损，但又未得到及时有效的治疗，使组织出现紧张痉挛、水肿，产生瘢痕、粘连，迁延为慢性损伤。如弯腰搬抬重物时，腰部姿势不对，或突然用力过猛，造成腰部肌肉软组织被过度牵拉损伤。又如长期弯腰工作的人群，其腰部肌肉筋膜长期处于牵拉状态，血液循环不畅，进而引起局部组织缺血缺氧、淋巴回流障碍，使代谢物质堆积，产生一系列致痛物质会直接刺激局部软组织或神经末梢，最终导致腰痛。

2. 急性腰部外伤没有治好

急性腰扭伤十分常见，经过治疗后，95% 的患者可痊愈，部分患者也可因腰部外伤治疗不当，腰部软组织愈合异常，或愈合后遗留大面积瘢痕及粘连形成，加上反复的外力损伤，最终迁延成慢性腰部损伤。

3. 腰椎先天畸形

腰椎骶化、骶椎腰化、隐性骶椎裂等腰椎先天畸形，使肌肉缺少附着点，活动频繁或负重时，容易引起腰肌劳损。

4. 不良体态

瘫坐，睡软床，穿高跟鞋，上班一族长期保持弯腰等不良习惯，都会使腰部的力学环境发生变化。比如，腰肌在腰椎后面，腰椎的曲度是向前凸的，所以弯腰的时候必然会拉紧后面的肌肉，就像一把弓，把弓拉直，弦必然会绷得更紧。肌肉长期绷紧，就会发生损伤。因此，在童年时期，长辈经常让我们坐直，是有道理的。

5. 肥胖及妊娠

妊娠时腰部负重增加，这时腰部的运动需要腰肌提供更大的动力支持，会加快腰肌的损耗。肥胖和妊娠时，会使位于腰椎后方的肌群处于更加紧张的状态，易发生劳损。

6. 环境寒冷或潮湿

寒冷能使疼痛阈降低，令人体对疼痛更加敏感。本来腰肌劳损时产生的疼痛为一般程度的疼痛，在寒冷的影响下，甚至可表现为剧烈疼痛；另外，寒主收引，可痹阻位于腰部的经脉，导致不通则痛。潮湿本身与腰肌劳损并无关联，但腰部劳损一旦发生，则对腰痛有间接作用，潮湿的传热力为不潮湿的数倍，当气候寒冷时，腰部的热量快速散发。因此，潮湿时机体易感受寒冷的侵袭，且可放大寒冷的致痛作用。

骨科医生的健康公开课

出现这些情况要尽快就医

1. 腰部酸痛、胀痛、钝痛或刺痛反复出现，影响正常生活，可同时伴有腿疼，或疼痛放射至臀部及下肢。

2. 下肢出现异常的感觉，或感觉到肢体力弱。

3. 走路出现困难，行走一段距离后下肢疼痛加重，休息后缓解。

4. 有明显外伤史的急性腰痛不会是腰肌劳损，但是需要前往医院紧急处理，以免迁延不愈，为日后的腰肌劳损留下隐患。

腰肌劳损的诊断方法

1. 拍片子——眼见为实

腰肌劳损的诊断为排除性诊断，排除了腰椎间盘退行性改变、腰椎间盘突出症、腰椎结核、骨肿瘤或转移性肿瘤、强直性脊柱炎等器质性疾病后，方可诊断本病。而排除这些器质性疾病的关键就是影像学资料，如 X 线、CT 及磁共振成像等。这些器质性疾病都会发生大体结构的改变，比如，腰椎间盘退变会使椎间盘的高度下降，骨肿瘤、骨结核会发生骨质破坏，这些用肉眼借助影像学的手段就可以看到。但是对于功能性腰痛，大体结构几乎没有改变，改变的只有局部的代谢情况，是分子和细胞水平的改变，不能通过肉眼识别。

2. 问诊触诊——拨云见日

腰背部的解剖结构不只有脊柱和腰肌，还包括大血管、腹膜后组织和器官（肾脏、肾上腺、胰腺及淋巴结），这些器官和组织的病变均可引起腰背痛，给腰肌劳损的诊断带来一定干扰。因此，在把病变局限于腰肌及周围软组织前，除了排除脊柱的器质性疾病，还需排除由腹腔器官病变所引起的腰背痛。医生可能会问患者既往有没有查出患有盆腔疾病、肾脏疾病、胰腺疾病，甚至是胃肠道及胆囊疾病。即使患者既往没有查出来这些疾病，医生往往也不会放松警惕，会为患者做相关的体格检查以完成初步的判断，如按压肚子、用拳头轻叩肾区（也在腰背部）。如果出现了异常，一般会建议患者先去相关科室就诊，明确排除相关疾病后，再进一步为患者制订骨科方面的诊疗方案。

在问诊方面，有的医生还会向患者了解其父母的大致情况，如果发现患者的父母有腰椎先天畸形，这会对患者的疾病诊断具有很大的提示意义。

3. 顺 "疼" 摸瓜

医生会围绕疼痛这一关键症状顺藤摸瓜，提出一系列问题，如疼痛的具体部位，疼痛的性质（跳痛、针扎样痛、烧灼样痛、酸痛），程度（剧痛、钝痛、隐痛），一过性还是持续性，疼痛持续时间（小于 6 周，6～12 周，大于 12 周），缓解情况（休息或活动一段时间后改善，是否存在夜间疼痛），加重的诱因（体位、站立、久坐、咳嗽、打喷嚏、深呼吸），有无放射痛（放射到臀部、膝以上、足部、会阴部），伴随症状（大小便失禁、便秘、尿潴留、发热、盗汗、乏力、消瘦等），有无神经系统表现（麻木、感觉异常、运动功能受损）等，患者只是腰痛而已，为什么会被问这么多问题？这是因为医生需要排除由其他疾病引起的腰痛，如果患者有夜间疼痛的现象，则需排除脊柱肿瘤的可能，需要对此做进一步检查。

腰肌劳损的治疗方法

1. 一般治疗

应减少搬重物、长时间弯腰等过度使用腰部肌肉的活动，在腰痛发作时，提倡适当卧硬板床休息，注意腰部保暖，必要时可使用腰围制动，给腰部一个放松的机会。

2. 止痛药

本病的常用止痛药为非甾体抗炎药，如塞来昔布、阿司匹林、吲哚美辛等，可在疼痛明显时选用，不宜长期服用。长期服用会对胃肠道有明显的刺激和诱发溃疡作用，并有引起胃肠黏膜糜烂和溃疡出血的危险。此外，还可局部外用肌肉松弛剂及地西泮之类的镇静剂。

3. 外用方法

本病的主要治疗方法为外治，有局部热疗、蜡疗、电疗、短波透热、热水浴、蒸汽浴、针灸、按摩等多种方法，大多可改善局部代谢。局部热疗是把祛风湿、通经络的药装入布袋封口，水煎，待温热时置于腰痛部，并在湿敷处皮肤涂以凡士林，以防烫伤，可使痉挛的肌肉松弛，增加血液循环和淋巴回流，减少疼痛。需要注意的是，热疗、热浴及艾灸等温热类的理疗不宜时间过长、强度过大，以免加重炎症水肿。

4. 封闭疗法

在腰部压痛部位注射药液，以抗炎止痛。医生会在注射局部麻醉药后，再在相同部位注射激素。一般注射一次即有效果，如仍有疼痛可隔几天再次注射。

腰肌劳损的健康管理及自我调护

1. 如何预防腰肌劳损的发生

（1）保持良好姿势。正确的姿势应是抬头平视、收腹、挺胸，维持脊柱正常的生理弧度，避免颈椎和腰椎过分前凸，如需弯腰、蹲下、起立或取重物时，要先肌肉用力，避免无思想准备的突然动作，从地面搬重物时，要先屈髋、屈膝、做蹲下姿势，腰部保持挺直，这样不易伤及腰部。对于学龄前儿童来说，保持良好姿势更为重要。

（2）加强锻炼。腰背肌功能锻炼能增强腰背肌和腹部肌肉的力量，维持脊柱的稳定，预防腰部损伤的发生。

（3）劳动时注意体位。避免在不良的体位下长时间劳动，特别是在弯腰姿势下劳动，要间歇地做些伸腰活动，以免部分肌肉过度疲劳。

（4）及时治疗急性损伤。腰部的肌肉、筋膜和韧带在受到急性损伤后，应及时治疗，并且需要休息一段时间，才能较好地修复和愈合，否则可能迁延不愈。

2. 哪些方法能改善腰肌劳损

（1）消除致病因素。消除可控制的病因，劳动中注意腰背部体位，避免使腰背肌长时间处于高张力状态的前屈位，应选择较为符合腰部生物力学的坐姿，并经常更换，不宜在一种坐姿下持续过久。还应注意劳动的节奏性，每间隔 $1 \sim 2$ 小时，做一次工间操或类似于课间休息的腰背部活动。避免急性腰扭伤，天气转变时防寒保暖，不宜长时间处于空调环境中，了解并避免健身误区。适当锻炼腰肌，如做飞燕式动作，以增强肌力，代偿病变组织的功能。

（2）体育疗法。如太极拳、保健操疗法等，但在疼痛剧烈时不宜采用体育疗法。

（3）休息与固定。增加休息时间，也可用腰围制动，但每天必须解除腰围，做增强腰背肌的锻炼。

腰肌劳损健康问答

1. 什么情况下的腰痛会是腰肌劳损？

答：患者可以怀疑自己有患腰肌劳损的可能，但是诊断则需由专业人士来完成。如果既往有过腰背部外伤，或长期处于不良姿势，出现了或轻或重的腰痛。疼痛多为隐痛、胀痛或酸痛，可伴沉重感，甚至是腰部"断裂样痛"，清晨时疼痛明显，稍微运动后疼痛减轻，剧烈运动后加重，阴雨天或是天气转凉时，腰痛会加重或复发。出现以上情况，有可能是腰肌劳损，但根据症状不能排除腰椎肿瘤、结核等严重疾病，需要及时就医以明确诊断。

2. 按摩对这个病有用吗？

答：有用。但是否可以进行按摩，选用什么样的手法及按摩时长，疗程需要多久，达到什么样的效果，是否联合口服止痛药或封闭疗法等其他治疗手段，需要专业的骨科或推拿医师进行评估，不能在不正规的按摩店进行。因为如果按摩不当，不仅对腰肌劳损没有改善，还可能会损伤脊柱的关节及韧带，进一步加重疼痛。

3. 疼痛明显但可以忍受，可以不吃医生开的止痛药吗？

答：医生在评估患者的疼痛程度及发病时长后，对于急性期的患者会开止痛药，但有的患者因害怕止痛药有不良反应而不遵医嘱服药，这样的做法是错误的。腰肌劳损用到的止痛药一般都是非甾体抗炎药，同时包含了止痛和抗炎的作用，抗炎对于急性期的腰肌劳损患者也很重要。因此，要相信医生的判断，积极遵照医嘱服药。

4.腰肌劳损后，继续运动好不好？

答：腰肌都被"累坏"了，为什么还要锻炼腰部，这样不是会进一步损伤腰肌吗？这个疑问是有道理的，但是也不完全对。腰肌劳损之后，如果继续高强度锻炼腰部，会使劳损程度加重；而如果是适当的腰部功能锻炼，则会加强腰部相关肌肉的抗疲劳能力，使脊柱重新建立平衡，可有效缓解腰部疼痛。

5.睡软床垫会影响腰肌吗？

答：会。睡觉时，如果床垫太软，床面下陷，不能为脊柱提供适当的支撑力，造成脊柱扭曲。而腰肌为了维持脊柱正常的曲度，就要保持紧张状态，时间长了就会引发腰肌劳损。

6.应该如何做腰肌的功能锻炼？

答：腰肌的功能锻炼可以增加腰部肌群的力量，进而使腰肌整体的功能得到恢复和改善，主要包括俯卧位的飞燕点水、仰卧位的五点支撑法，练习应循序渐进、持之以恒，先从低强度开始练习，慢慢增加每次练习所做的次数和时间。另外需要注意的是，所有类型的功能锻炼均需要在硬板床上进行。

燕飞练习：趴在床上，两个胳膊向前伸直并把头和肩膀带动胳膊向后上方抬起，或把双下肢伸直向后上方抬起，进而两个动作一起做，成飞燕状，反复多次。

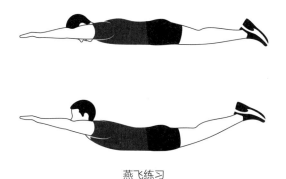

燕飞练习

五点支撑法、三点支撑法也很适合腰肌劳损患者进行康复锻炼（具体做法见第 85 页）。

7. 甲钴胺是不是止痛药?

答：甲钴胺是骨科医生常开的药，是维生素的一种，即维生素 B_{12}，可以修复神经，治疗周围神经病变。甲钴胺本身没有止痛的作用，但是如果是周围神经病变所引起的疼痛，服用本药后疼痛可能会减轻。

8. 患者平时是否需要补钙?

答：钙片不是万能的，如果腰肌劳损同时伴有缺钙，则需要补钙，没有则不需要。儿童、孕妇及老年人普遍缺钙，缺钙会影响骨质，儿童表现为佝偻病，中老年人则表现为骨质疏松，这些是需要补钙的。单纯腰肌劳损的病变部位在腰肌、韧带及筋膜，并不需要补钙。

9. 健身时有什么误区会使腰肌劳损加重?

答：在健身的时候，很多人一上来就从剧烈的项目开始，如练习举重，认为这样可以迅速锻炼肌肉，但实则不然。正确的健身方式应遵循循序渐进的原则。还有些人做运动不是为了健身，而是为了形体的美观，只练胸肌、腹肌而不练腰肌，使身体前面的肌群比后面更为紧张，时间长了会导致腰肌被牵拉，加大劳损的风险。

第十四章　腰椎骨关节炎

说到关节炎，大部分人首先会想到肩关节和膝关节这些活动范围较大的关节组，而对于腰椎所致的关节炎却往往容易忽视，常常把腰部产生的症状归咎于腰椎间盘突出症和腰肌劳损。这样带来的后果就是，针对椎间盘突出症的手术或保守疗法根本无法解决反复持续存在的腰腿酸痛、麻木症状。

腰椎骨关节炎的相关概念和病因

1. 腰椎骨关节炎的相关概念

腰椎骨关节炎又称为腰椎骨质增生症、腰椎肥大性脊椎炎、腰椎退行性脊椎炎、腰椎老年性脊椎炎和腰椎骨关节病等。该病主要是指由于脊椎的退行性改变使各椎骨之间的稳定性受到破坏，使韧带、关节囊和神经纤维组织受到过度牵拉或挤压，进而引起以腰痛为主要表现的临床病症。

腰椎关节突关节虽然不大，但其结构和其他任何带有滑膜的大关节都是一样的，且数量更多。腰椎关节有 5 个节段，每节又有 2 个小关节，成对排列，当急性创伤或慢性劳损导致关节受力不均或关节面损伤时，多个腰椎关节往往会同时产生炎症，而脊柱周围的神经节离中枢更近，反馈机制比四肢关节更丰富，炎症也会带来更强的疼痛感和更敏感的生理反馈，所以一旦发病，会让人疼痛难忍。

2.腰椎骨关节炎的主要病因和常见诱因

（1）主要病因

腰椎骨关节炎是中老年人的生理性退行性改变。患者大多在 40 岁以上，由于人体随着年龄的增长，髓核组织所含的水分和胶体物质逐渐减少，弹性和张力减退，椎间隙狭窄致使椎骨间关节失稳，一旦出现过度活动，在前后纵韧带与椎体上下缘附着处产生牵拉性骨刺。另外，软骨细胞老化凋亡后，其生理功能也随之而衰退，导致软骨基质减少、软骨变薄甚或缺失。

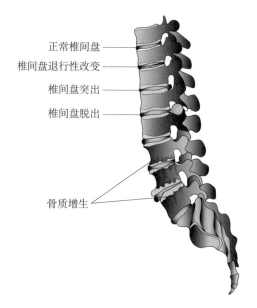

正常椎间盘
椎间盘退行性改变
椎间盘突出
椎间盘脱出
骨质增生

因此，腰椎退行性改变最为显著的病理表现就是软骨缺失和骨质增生。但改变的快慢因人而异，其发生往往受遗传和体质的影响。

（2）常见诱因

关节过度劳损：这是关节炎发病的一个主要因素，由于腰椎小关节长期受到身体垂直压力和水平旋转的剪切力，小关节比正常人受损情况更加严重，因而也就更容易成为关节炎的发病人群。

机体过于肥胖：肥胖人群由于自身体重超标，会对腰椎造成长期的加载负荷，使椎间盘及小关节退变程度加大，进而导致关节炎发作。

环境过于潮湿：长期的潮湿环境容易造成体内气血运行受阻，骨内血液运行不畅，时间长了便容易患上关节炎。

关节感染：年轻时出现过关节感染的情况，在老年时期就更易患上关节炎。这是由于关节软骨在之前受到损伤，容易引起继发性关节炎。

遗传基因控制：关节炎还是一类具有遗传性的疾病，调查研究显示，关节炎的发病有家族聚集的倾向，如果父母任何一方患有关节炎，下一代人出现关节炎的概率也比较大。

腰椎骨关节炎的临床症状及相关检查

1. 临床症状

本病发病初期，患者表现为腰背部钝痛、酸痛、僵硬。休息后、夜间、晨起时疼痛加重，轻微活动后疼痛减轻，但活动稍久疼痛又再次加重。症状严重时腰部活动、翻身均感困难；部分患者可有反射性疼痛，疼痛可牵扯臀部及大腿后侧，并出现下肢麻木，感觉迟钝。这种疼痛虽不像腰椎间盘突出引发的坐骨神经痛那样典型，但病程久，反复发作，特别是在天气寒冷或潮湿的环境、疲劳等情况下更易诱发或加重疼痛。

骨科医生的健康公开课

腰椎骨关节炎的患者容易弯腰驼背

腰椎骨关节炎患者症状发作时，椎后小关节的滑膜和关节囊炎症会产生腰痛症状，有的患者甚至"痛到直不起腰"，这属于一种"被动体位"。当腰不直起时，腰椎椎间关节之间的压力较小，它们之间的滑膜炎对周围神经感受器的刺激减弱，就会稍微缓解一些疼痛的感受。

但如果长期直不起腰，就会破坏骨骼、肌肉、韧带之间的原有平衡，产生更长久的问题。骨盆前倾、骨盆左右倾斜、脊柱侧弯，都来自被动体态的代偿改变。久而久之，身体为了保持相对的稳定，就会通过腰椎骨质增生进行代偿，形成腰椎骨刺以及小关节突肥大，患者也就固定在了弯腰驼背的体位。

2. 体征检查

医生查体时会发现脊柱外观变形，脊柱活动受限，严重者腰部肌肉僵硬强直，呈板状。腰骶部两侧有广泛压痛，肌肉痉挛，有时沿臀上神经和坐骨神经的分布有压痛，甚至表现出神经根受压症状，如直腿抬高试验阳性，患侧下肢有麻木感，小腿外侧或内侧疼痛、触觉减弱，膝腱或跟腱反射减弱或消失。

3. 影像学观察

X 线检查：X 线是诊断腰椎骨质增生的主要依据。拍摄腰椎正、侧位片，可见腰椎体边缘有唇样骨质增生，边缘角形成骨赘，严重者形成骨桥。脊柱生理前凸弧度改变，椎间隙变窄或不对称，软骨下骨板致密，有的椎体下沉，后关节套叠。有时在腰椎过伸、中立及过屈的侧位片中，可见椎体有骨移现象，呈阶梯形改变，即假性滑脱。

CT 检查：可显示椎管、侧隐窝及神经根管狭窄部位增生情况及程度。

磁共振成像检查：可清楚观察腰椎间盘退变突出、骨质增生、脊柱滑脱、韧带肥厚钙化对硬膜囊、神经根的受压部位和程度。

腰椎骨关节炎的治疗

1. 非手术治疗

（1）手法治疗

手法治疗可解除肌肉痉挛，增加关节活动度，但忌用强手法推拿。

（2）中药疗法

凡腰部酸痛绵绵不已，同时伴有下肢酸软无力，劳则加重者，多为肝肾亏虚，以补益肝肾、强壮筋骨治则为主，可用补肾壮筋汤加减。

凡腰部冷痛，随天气变化而加重者，多为风寒湿邪偏重，以祛风散寒、除湿止痛治则为主，可用独活寄生汤加减。

凡腰部剧痛如针刺刀割，按之则痛甚，日轻夜重者，多为血瘀气滞，以活血化瘀、通络止痛治则为主，可用身痛逐瘀汤加减。

（3）西药疗法

可用非甾体抗炎药，如布洛芬缓释胶囊、吲哚美辛肠溶片、萘普生等。疼痛严重者，可用强力镇痛药，如曲马多、布桂嗪等。

（4）物理治疗

选用红外线、超短波、半导体激光、电蜡疗、电磁疗法、醋离子或中药离子导入、中频、超声药物透入等均有一定疗效。使用时要注意的是：高血压患者慎用电兴奋疗法。

（5）注射疗法

痛点及小关节突封闭，用长针注入腰椎小关节突周围组织。但治疗老年患者时操作要谨慎。

（6）针灸治疗

可使用毫针刺法、灸法、短刺法配合齐刺法、水针疗法、埋线疗法等改善疼痛症状。

（7）其他外治法

可选用活血止痛膏、狗皮膏、青鹏软膏、雪山金罗汉、止痛涂膜剂等外用，也可用热敷灵、寒痛乐等做腰部热敷。

2. 手术治疗

单纯的腰椎骨关节炎很少需要手术治疗。

如患者合并有马尾、神经根压迫症状，且经长期非手术治疗无效，应当根据具体的狭窄部位、程度、致压因素和临床表现，施行全椎板切除椎管减压或神经根管减压术；对于伴有脊柱不稳、假性滑脱者，应同时行椎间植骨融合，或横突间植骨融合术。

腰椎骨关节炎的日常指导与康复锻炼

对于腰椎骨关节炎的康复，需要患者日常坚持良好的生活习惯，注意按时活动，减少久坐、久站和长时间弯腰工作，减轻腰椎过度负荷。功能锻炼是改善腰椎骨关节炎所导致的活动僵硬、功能受限、椎体松动、结构紊乱等症状的有效措施。

1. 日常生活指导

（1）卧床休息。当症状急性加重，腰腿疼痛症状明显时，应尽量选择平卧在硬板床上，待自我感觉症状有所缓解后，可进行适当的功能锻炼。

（2）保持乐观情绪。绝大多数腰椎骨性关节炎患者的预后良好。单纯 X 线有骨质增生者不一定出现症状。

（3）合理的生活和工作方式。平时少量多次饮用牛奶，多晒太阳，必要时补充钙剂。中老年人单纯服用钙剂往往吸收不佳，可同时服用活性维生素 D。上班族应调整劳动强度或更换导致症状加重的工种，消除或避免不利因素，如剧烈运动。

（4）避免外界的刺激和损伤。有很多动作会导致腰椎疾病的发生，如弯腰搬重物、弯腰抱小孩、突然扭转腰以及在弯腰情况下强力后伸等，都有可能损伤腰部的肌肉以及腰椎间盘。因此，当我们弯腰或者搬运重物时，要尽量放慢动作，使用腿部的肌肉来用力。要尽可能地防止腰部因突然发力而受伤。避免对受累关节的过度负荷，避免长久站立、跪位和蹲位。肥胖者应减轻体重。

在平时的生活中也要注意一些外部因素的干扰，如在天冷时要尽可能做好保暖措施，不要因为寒冷的刺激而导致腰部病情反复发作。

（5）使用辅助设施。根据自身年龄和身体情况，可利用把手、手杖、腰围、步行器或其他辅助装置，减轻腰椎关节的负荷。

（6）选择适当的鞋。老年人最好穿松软带后跟的鞋，鞋后跟高度以高出鞋底前掌 2 厘米左右为宜，老年人的鞋底还要稍大一些，必须有防滑纹，以免摔倒。

（7）正确使用镇痛药。不能滥用镇痛药，以防发生不良反应。尤其对于有高血压、肝或肾功能受损患者应谨慎用药，用量宜小，尽早使用维持量，避免 2 种或 2 种以上镇痛药同时服用，因其疗效不叠加，而不良反应增多。老年人宜选半衰期短的药物，肠溶片一般饭前半小时内服用，其他制剂一般饭中或饭后服药。

2. 腰椎骨性关节炎患者的自我锻炼

患者可进行腰背肌锻炼，使肌肉力量得以加强，进而提高腰椎小关节的稳定性，如游泳、燕飞等。老年人也可以适量进行适合自己的运动，如打门球、太极剑、太极拳等，同时可配合腰部自我按摩。

腰椎骨关节炎健康问答

1.腰椎骨关节炎为什么会发生下肢疼痛？

答：腰椎骨质增生、小关节肥大内聚、腰椎失稳等都会导致椎间孔狭窄，压迫腰椎神经出口处的脊神经根，产生下肢的根性疼痛。但是有一些患者的下肢症状是臀部和大腿的疼痛，这是因为腰椎骨关节炎会产生骨盆前倾、脊柱侧弯、脊柱生理曲度改变等病理性退变。

当骨盆前倾时，腰椎靠近骶骨区域的肌肉和韧带会受到很大的张力，甚至会卡压到在其中穿过的皮神经，使疼痛放射到臀部和下腹部，由此引发非常严重的疼痛，但不会引起下肢坐骨神经分布区的症状。

2.早晨睡醒后腰部僵硬，活动后逐渐缓解是什么问题？

答：这是腰椎骨关节炎的症状之一，但是也有可能是类风湿性关节炎和强直性脊柱炎等导致的。一般情况下，腰椎骨关节炎引发的晨起后僵硬持续时间较短，活动 15 分钟以内就可以缓解。

类风湿性关节炎则持续时间较长，且类风湿性关节炎常累及近端指间关节、掌指关节及腕关节，很少累及远端指间关节。该病为对称性多关节炎，晨僵明显，常有发热、贫血等全身症状。医院检查类风湿因子阳性，血沉速度增快。

强直性脊柱炎是以骶髂关节和脊柱慢性炎症为主的全身骨关节病。X 线检查以骶髂关节炎，脊柱呈"竹节"样改变，方椎畸形，椎旁韧带骨化等为诊断依据，血液检验方面以 HLA-B27（人体白细胞抗原）阳性为诊断依据。具体的诊断和治疗措施还应听取专科医生的建议。

3.腰椎骨关节炎能彻底康复吗？

答：大多数患者的腰椎骨关节炎是随年龄增长导致的，也是老化和退变的结果，较难逆转。已经形成的骨质增生和脊柱变形很难通过非手术疗法消除。且大多数患者也没有严重到需要手术治疗的程度，所以不需要手术。

但是腰椎骨关节炎的预后良好，所以患者的治疗和康复目标是缓解不适症状、减少复发率、改善生活质量。

腰椎骨关节炎患者要拥有乐观的心态，养成健康的生活习惯，坚持合理锻炼，只要没有明显不适的症状，就算无法恢复到完全年轻正常的状态，也不会对正常的生活造成影响。

4. 推拿、牵引等非手术疗法适合哪些患者？

答：患者一般可优先考虑保守治疗方案，根据情况采取推拿、牵引等治疗手段。但切记推拿手法要柔和，不可暴力扳动。牵引重量由轻到重，逐渐适应。还应注意患者是否出现马尾神经综合征，是否合并有严重的骨质疏松、严重的心血管疾病、脊柱结核、脊柱骨肿瘤及出血性疾病等其他病变，如合并有这些情况则不可采用推拿、牵引疗法。

5. 腰椎骨关节炎患者如何进行饮食护理？

答：宜适当补充蛋白质，同时保证钙质和维生素 D 的足量摄入，尽量选择富含优质蛋白质和高钙的食物，如奶制品、蛋类、大豆粉、动物的肝肾、瘦肉、鱼等；多吃蔬菜和水果，保证体内维生素及膳食纤维摄入充足；多饮水，保持二便通畅。

第十五章 腰椎间盘突出症

距今 170 万年前，生活在云南省元谋县的古猿在平日的觅食活动中，为了解放双手投入劳作，逐渐学会了直立行走。这一不经意的举动迈出了从猿到人最重要的一次转变。但直立行走也给人类带来了一个明显的后遗症——腰椎间盘突出症。人类直立行走后，脊柱与骨盆结构进行了重构：为了保持躯干向上挺直，脊椎从原先的拱顶作用，变成了承重的立柱。小小的腰椎节段便几乎承受了整个人体上半身的重量，这在四足爬行的动物中是不存在的。因此，腰椎间盘突出症也可以说是人类的"专利"。

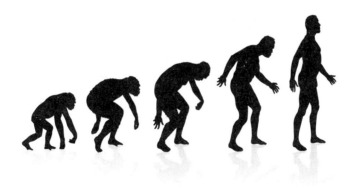

直立行走给人类带来了一个明显的后遗症——腰椎间盘突出症

张大妈快 60 岁了，平日身体健康，乐观开朗，但最近却不知怎么的，总是愁容满面。一聊起来才知道，张大妈最近老是腰痛，坐在软沙发上看电视仅一会儿工夫腰就酸疼，起身时腰还使不上劲儿，有时还像有一股电流从腰往腿上窜，折腾得张大妈在洗衣做饭时都谨小慎微，苦不堪言。28 岁的林小姐也存在同样的困扰，由于工作性质，她每天要长时间地坐在桌前伏案工作，时不时还要加班。今年开始，林小姐便常感到腰部酸痛不适，也常出现有电流从腰部向腿上放射的感觉。以上这两人的症状都是腰椎间盘突出症的典型表现。在社会活动高度发展的今天，由于工作方式和生活习惯的改变，腰椎间盘突出症已经不单单是老年人的常见病，越来越多的年轻人开始步入腰椎间盘突出症患者的行列。

"工作不突出、业绩不突出、能力不突出、人品不突出、模样不突出……只有腰间盘突出！"这句在同事、好友间广为流传的调侃语说明，腰椎间盘突出症已经成为大家耳熟能详的一种疾病。但对这种疾病真正了解的人其实并不多。

一项调查显示，患者对腰椎间盘突出症的原因的知晓率仅为 32.7%，对疾病的临床表现、治疗知识及康复护理相关知识认知度更低，除遵医嘱外，认知率均未超过 50%。本章内容将带您走近腰椎间盘突出症，助您全方位了解与腰椎间盘突出症相关的概念、病因、表现、治疗手段与预防方式。

腰椎间盘突出症的相关概念

1. 看看腰椎的真面目

（1）上身重量的主要承载者——腰椎

脊柱是由 7 块颈椎、12 块胸椎、5 块腰椎以及骶骨和尾骨构成的，这些椎骨是构成脊柱、承受自身重力的主要部件。由于人的直立行走姿势，腰椎承受的重量远远大于胸椎和颈椎。因此我们可以观察到，腰椎整体上要比颈椎和胸椎粗大许多。

腰椎的基本结构包括了椎体（前方膨大部分）和椎弓（后方骨板），而椎弓又由椎弓根（与椎体相连处）、横突（向两侧的突出）、棘突（向后方的突出）、上关节突等结构构成。腰椎坚固而强劲，承受着人体上半身的重量，但若没有相应的关节和软组织辅助，就意味着脊柱失去了灵活性和缓冲余地，就好比折断一根木棒要比折断弹簧更为容易，而起到这一作用的关键部件，便是椎间盘。

（2）椎间盘——椎体的连接者与压力的缓冲者

椎间盘是置于两块相邻椎体间的近圆形软骨，其作用类似于弹簧或运动鞋中的气垫：一方面，椎间盘和关节突关节共同将相邻的椎骨连接起来；另一方面，椎间盘由弹性纤维构成并富含水分，有极佳的缓冲作用，能够在脊柱受力的过程中缓解冲击力，保护椎骨。

椎间盘的主要结构包括外部的纤维环和内部的髓核。纤维环由多层交错排列的纤维软骨环组成，牢固地将椎体连接在一起，具有较大的弹性和坚韧性，除承受压力之外，还可防止髓核溢出。髓核为白色胶状物质，富有弹性，当髓核受重力作用时便向四周扩展，并挤压纤维环向周围延伸和膨胀。椎间盘的整体形态类似核心的"果冻"被外围富有韧性的"毛线团"包裹，强大而富有弹性。

在人的一生中，椎间盘处于不断地退变过程中，水分的流失及弹性的下降导致椎间盘外部纤维环的韧性下降，最终破裂，髓核向外突出。如同外围的"毛线团"断裂，开了一个缺口，而后对核心的"果冻"施加一个向下的压力，"果冻"自然而然地向"毛线团"的缺口处膨出一般。

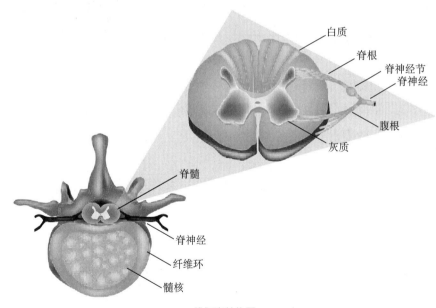

椎间盘结构图

（3）椎管与椎间孔——脊髓与脊神经的穿梭地

椎体和椎弓围成的空洞称为椎孔，上下椎骨连接起来后，所有的椎间孔便围成了长条状的腔隙，称为椎管，脊髓便置于其中，受到椎骨的保护；而上下两椎体的椎弓根围成的缝隙称为椎间孔，有神经、血管从其中穿出。

（4）脊神经与马尾神经——脊髓的重要分支

脊神经是由脊髓发出的神经，它们从椎间孔
中穿出，支配相应区域的肌肉及脏器。其中第4、
第5腰椎椎间孔及以下穿出的脊神经被称为骶丛。
骶丛除直接发出许多短小的肌支支配梨状肌、闭
孔内肌、股方肌等外，还发出臀上神经、臀下神
经、坐骨神经等分支，主要用以支配盆壁、臀部、
会阴、股后部、小腿以及足肌和皮肤。由于腰椎
间盘突出最常发生的节段在第4腰椎、第5腰椎
之间的椎间盘及第5腰椎、第1骶椎之间的椎间
盘，故受这些神经支配的区域在腰突发生过程中
常出现症状，其中最常累及的便是坐骨神经，因
此坐骨神经痛也是腰椎间盘突出症最典型的表现
之一。

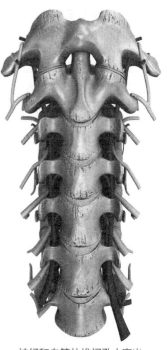

神经和血管从椎间孔中穿出

此外，在脊髓的末端形态由圆柱状分散为单
股的神经，由于形态类似马尾，故称为马尾神经。马尾神经对应的节段在第1腰
椎以下，即第1腰椎水平下的椎管空间内，主要支配会阴部及肛周的皮肤，同时
控制大小便及性功能。

有了以上关于腰椎的解剖学知识，相信您已经对腰椎及其周围组织的基本结
构及功能有了初步的了解，那么究竟什么是腰椎间盘突出症呢？

2. 腰椎间盘突出症的定义

腰椎间盘突出症是指腰椎间盘发生退行性改变后，在外力作用下，纤维环部
分破裂或完全破裂，单独或连同髓核向外突出，刺激或压迫神经根引起的以腰腿
疼痛、麻木为主要表现的疾病。突出严重的髓核组织除压迫腰脊神经根外，还可
能刺激或压迫马尾神经而引起患者大小便功能障碍等症状。因此，也有研究者称
其为腰椎间盘纤维环破裂症或髓核脱出症。本病好发于20～50岁青壮年人群，
男性多于女性，多发生在第4、第5腰椎间和第5腰椎、第1骶椎椎间盘。

腰椎间盘突出症的常见症状

腰椎间盘突出症是一种退行性疾病,这是一个缓慢渐进的过程,因此该病的初期一般没有特定的表现,但随着病情的发展会逐渐出现以下几类症状。

1. 腰痛

腰痛是大多数患者最先出现的症状,是由于纤维环外层及后纵韧带受到突出的髓核刺激,经窦椎神经而产生下腰部感应痛,有时可伴有臀部疼痛。以酸痛为主,多在久坐、疲劳、长时间从事重体力劳作后出现。不过,由于许多疾病可以导致腰痛,因此腰痛不具有诊断腰突的特异性。也就是说,并不是感到腰痛就一定是得了腰椎间盘突出症。

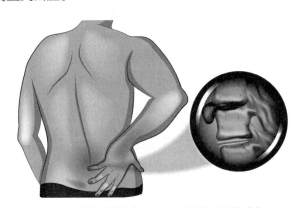

腰痛是大多数腰椎间盘突出症患者最先出现的症状

2. 压痛与叩击痛

叩痛的部位基本上与病变的椎间隙相一致,80% ～ 90% 的腰椎间盘突出症患者会有这样的表现。叩痛以棘突处为明显,是由叩击振动病变部所致。压痛点主要位于椎旁 1 厘米处,可出现沿坐骨神经放射痛。

3. 腰部活动受限

就是老百姓常说的"腰动不了了",此类症状在急性期多见。大部分腰椎间盘突出症患者都有不同程度的腰部活动受限,其中前屈位,也就是向前弯腰的姿势受限最明显,因为前屈位时可进一步促使髓核向后移位,增加对受压神经根的牵拉。

4. 下肢放射痛

腰椎间盘突出最常累及的是坐骨神经，其受到突出髓核的刺激后表现为坐骨神经痛。典型坐骨神经痛是从下腰部向臀部、大腿后方、小腿外侧直到足部的放射痛，在打喷嚏或咳嗽等腹压增高的情况下疼痛会加剧。放射痛的肢体多为一侧，但也有少数中央型或中央旁型髓核突出患者可表现为双下肢症状。

5. 皮肤感觉异常及肌力下降

下肢皮肤感觉异常及肌力下降，通俗地讲就是腿使不上劲以及腿部皮肤的感觉和其他地方皮肤的感觉不同，它们均是由于支配神经受压所致。感觉障碍与受累脊神经所支配的区域相关，主要表现为下肢部分皮肤感觉过敏、麻木、刺痛及感觉减退等。因受累神经根以单节单侧为多，故感觉障碍范围较小，但如果马尾神经受累，则感觉障碍范围较广泛。70%～75%患者可能出现肌力下降，亦同受累神经所支配的肌肉相关，如腰 5 神经根受累时，踝及趾背伸力下降；骶 1 神经根受累时，脚趾及足跖屈力下降。

6. 腰椎侧凸

腰椎侧凸也就是脊柱向左右两侧弯曲，是一种为减轻疼痛的姿势性代偿畸形，是由于患侧椎间盘突出导致神经痛，患者会刻意将腰部向健侧弯曲以减轻痛苦。因此，侧凸的方向与髓核突出的方向有关，如髓核突出的部位位于脊神经根内侧，因脊柱向患侧弯曲可使脊神经根的张力减低，所以腰椎弯向患侧；反之，如突出物位于脊神经根外侧，则腰椎多向健侧弯曲。

7. 马尾神经症状

当髓核及脱垂、游离的椎间盘组织向正后方的椎管中突出时，即有可能刺激到位于这一节段椎管内的马尾神经，从而导致马尾神经受压。其主要表现为大小便障碍，会阴和肛周感觉异常。严重者可出现大小便失控及双下肢不完全性瘫痪等症状，但临床上比较少见。

所以，当出现以上部分症状时，罹患腰椎间盘突出症的可能性很高，需要尽快到正规医院接受相关诊疗。

为何会患上腰椎间盘突出症

您可能还会好奇，人类为何会罹患腰椎间盘突出症呢？事实上，可以把椎间盘当作脊柱的一个零部件，在人的生长发育过程中，这个零部件不断地受到磨损和挤压，就会产生退变。有研究显示，椎间盘的退变从 20 岁左右的青年时期就已经开始，而许多因素还可能加速其退变进程。腰椎间盘突出症的常见致病因素有以下几种。

1. 年龄

腰椎间盘突出症好发于青壮年人群，其中约有 80% 发生在 20～40 岁，因为椎间盘的退化，特别是纤维环的退化在此时已经开始，加之青壮年的运动量相对大，导致腰椎间盘突出的发病率增高。由于生活方式及工作方式的改变，腰椎间盘突出症近年来逐渐呈年轻化趋势。

2. 性别

男性罹患腰椎间盘突出症的人数多于女性，这主要是因为男性劳动强度大，搬运重物等较女性更频繁，使腰椎劳损较重。但女性在产前、产后及更年期为腰椎间盘突出症的危险期，特别是怀孕后期，由于腹内胎儿不断长大，造成孕妇腰椎过度前凸的姿势，而增加了腰部的负担。产后由于内分泌的改变尚未恢复，骨关节及韧带都较松弛，也易发生腰椎间盘突出症。更年期妇女，因为内分泌的改变，骨质疏松及骨关节、韧带退化等，也可导致发病率增高。

3. 体形

过于肥胖或过于瘦弱的人都易患腰椎间盘突出症。过于肥胖的患者腰椎负担较大，椎间盘的退变会更早出现；较瘦弱的患者腰部肌肉力量不足，不能很好维持腰椎的稳定性，也容易患病。

4. 职业

一般认为，从事重体力劳动者的椎间盘退变程度较重，但脑力劳动者的发病率也并不很低，这可能与脑力劳动者长期处于坐位和活动量少有一定关系。

5. 姿势

工作姿势不良，久坐、久站、长时间搬运重物等均会使椎间盘负重过大。伏案工作人员如教师、IT从业者等，经常站立者如售货员、纺织工人等，长期搬运重物者如工地及码头的装货工人等，发生腰椎间盘突出症的情形较多见。

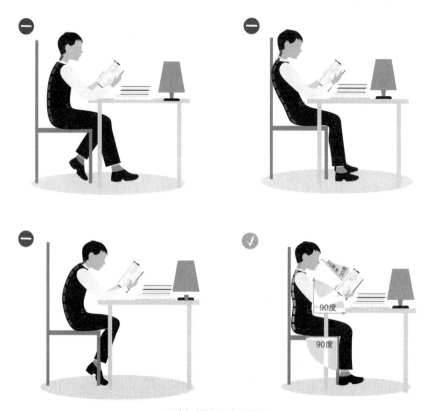

正确与错误的读书姿势

6. 生活和工作环境

经常处于寒冷或潮湿的环境，腰部容易受到刺激，在一定程度上成为诱发腰椎间盘突出症的条件。

7. 先天性腰椎发育不良或畸形

先天性脊柱侧弯的患者由于两椎体底面不平行，椎间盘所受压力一侧大而另一侧小，可导致椎间盘向凸出侧膨出。

8. 生活方式

有研究表明，吸烟可诱发椎间盘突出。原因可能是吸烟引起患者频繁咳嗽，而咳嗽会引起椎间盘内压及椎管内的压力增高，易引发疾病。

诊断腰椎间盘突出症所需的检查

诊断腰椎间盘突出症需要症状与体征吻合，并结合影像学检查。

1. 病史采集

腰椎间盘突出症患者通常因腰痛或腿部的放射性疼痛就医，病程一般较长，腰痛早于腿部放射痛，工作后疼痛加重，休息后可稍有缓解。工作性质多以久坐、伏案工作或需要弯腰的重体力活为主。

2. 体格检查

腰椎间盘突出症患者通常伴有一些特有的体征，医生除了常规检查患者的肌肉力量和皮肤感觉外，常常还需进行一些针对性的专科体格检查。当发现这些体征时，提示患者可能患有腰椎间盘突出症。以下是针对本疾病最常见的两种体格检查。

（1）直腿抬高试验及加强试验：患者仰卧，将腿伸直，被动抬高患侧下肢。正常人神经根有 4 毫米滑动度，下肢抬高到 60～70 度始感腘窝不适。腰椎间盘突出症患者神经根受压或粘连使滑动度减少或消失，抬高在 60 度以内即可出现坐骨神经痛，称为直腿抬高试验阳性。在阳性患者中，缓慢降低患肢高度，待放射痛消失，这时再被动屈曲患侧踝关节，再次诱发放射痛，称为加强试验阳性。有时因髓核较大，抬高健侧下肢也可牵拉硬脊膜，诱发患侧坐骨

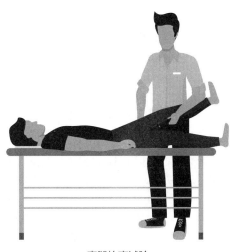

直腿抬高试验

神经产生放射痛。

（2）股神经牵拉试验：患者取俯卧位，患肢膝关节完全伸直。检查者将伸直的下肢抬高，使髋关节处于过伸位，当过伸到一定程度出现大腿前方股神经分布区域疼痛时，则为阳性。此项试验主要用于检查腰2～3和腰3～4椎间盘突出的患者。

3.影像学检查

主要包括X线检查、CT检查及磁共振成像检查三大类。这三类检查方式各有利弊，对腰椎间盘突出症的诊断价值也各有不同。

（1）X线检查：腰椎间盘突出症最常用的检查方法就是拍腰椎正侧位X线片。它除了可帮助诊断，还有助于与其他疾患的鉴别诊断。例如：腰椎结核、肿瘤、强直性脊柱炎、腰椎退变性骨关节病等，均可通过X线片与腰椎间盘突出症进行大致区分。因为椎间盘纤维环及髓核均属软组织，所以其在X线片上是不显像的，因而看不出髓核是否突出。虽然纤维环、髓核不显像，但由于椎间盘突出，引出腰椎部位许多改变。根据这些，通过X线片，再结合查体，可以帮助医生推断受检者是否有椎间盘突出。常见的改变是：腰椎侧弯畸形、椎间隙不等宽、椎体后翘、骨质增生唇样变、脊柱不稳、腰椎的旋转移位等。

（2）CT检查：由于方便迅速且相对安全的特点，CT是目前诊断腰椎间盘突出症最常用的检查，还可以更直观地判断椎间盘是否存在骨化，且患者容易接受，检查过程简便，在临床上得到广泛的应用。CT为非侵入性检查，患者无痛苦，可较明确地反映突出的部位。但CT具有少量的辐射，因此检查节段不能过多，需先准确选定检查节段；而且由于CT扫描仅代表部分腰椎节段的断层扫描，所以显示区域相对局限。

（3）磁共振成像检查：相较于CT，磁共振对软组织的成像更加清晰，除了可以获得用于诊断（阳性率可达99%以上）的三维影像，还可用于定位及分辨"膨隆""突出""脱出"与"游离"等突出程度，从而有利于治疗方法和手术方式的选择，其误诊率小于CT，是目前诊断腰椎间盘突出症、明确突出程度最为有效的检查手段。但磁共振检查时间长（10分钟左右），噪声较大，对有幽闭恐惧症的患者来说很难完成该项检查；而且因设备有限，多数医院的磁共振成像检查需要预约。

骨科医生的健康公开课

医生如何给患者选择检查手段

　　不少患者最常疑惑的便是医生频繁让自己检查不同的项目，却又不对自己做明确的解释，以致不少患者怀疑医生是以创收为目的，而并非为治病。其实，每种检查手段各有利弊，医生会根据患者的情况做出合理选择。

　　X光的优点在于价格便宜且检查迅速，通常不需要排队，检查结果也能快速得到，但对腰椎间盘突出症的反映并不直观，多作为补充或排除其他疾病时的手段；CT直观且检查迅速，可有效分辨病变区域的软组织与骨化情况，通常不需要排队，但诊断的准确性和对椎间盘的显像不如磁共振成像直接，还有一定的辐射；磁共振成像是诊断腰椎间盘突出症的最佳手段，结果最为明确，但通常需要预约（一般一周左右），且检查时间较长（10分钟），机器噪声较大。

　　医师对于腰椎间盘突出症的初诊患者，在病情比较明确、没有其他需要排除的鉴别诊断时，一般建议先行CT检查初步诊断，再行磁共振成像检查明确诊断。这样能在不耽误患者病情的前提下明确诊断。

腰椎间盘突出症的分型与分期

　　由于腰椎间盘突出症的分型与分期对患者的症状以及后续的治疗都有较大的影响，因此本节对腰椎间盘突出症的分型与分期做简要的介绍，主要用于帮助患者朋友们正确理解治疗方案。

1. 病理分型

　　（1）膨出型：为生理退变，其纤维环松弛但完整，髓核皱缩，表现为纤维环均匀超出椎体终板边缘。一般无临床症状，有时可因椎间隙狭窄、椎节不稳、关节突继发性改变，出现反复腰痛，很少出现根性症状。对于单纯的椎间盘膨出患者，医生一般采取非手术治疗，少数顽固性腰痛的患者可选择射频消融术等微创方法治疗。

（2）突出型：为髓核突入纤维环内但后纵韧带未破裂，表现为椎间盘局限性向椎管内突出，可无症状，部分患者出现典型神经根性症状、体征。通过卧床、牵引、封闭注射等保守方法，症状常可缓解。由于突出的髓核难以回纳，突出持续压迫神经，复发率较高，因此部分症状较重、反复发作的患者仍需要手术干预。

（3）脱出型：纤维环、后纵韧带完全破裂，髓核突入椎管内，多有明显症状和体征。脱出型多难自愈，保守治疗效果相对较差，大多需要微创介入或手术治疗。

（4）游离型：破裂脱出的髓核、纤维环及其碎片，甚至部分软骨板向外脱出，甚至与椎间盘完全分离，可游离到椎管内病变间盘的上或下节段、椎间孔等，其临床表现为持续性神经根症状或椎管狭窄症状，少数可出现马尾神经综合征，此型常需手术治疗。

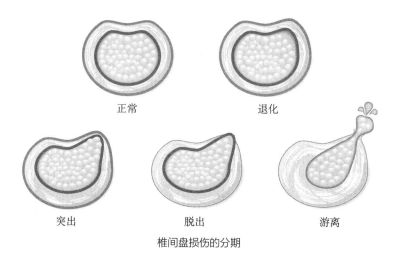

正常　　　　退化

突出　　　　脱出　　　　游离

椎间盘损伤的分期

2. 疾病分期

（1）急性期：发病后1周内。表现为腰腿疼痛剧烈，活动受限明显，不能站立行走，不能入睡，生活质量受到严重影响。

（2）缓解期：发病后1～2周。表现为腰腿疼痛、活动受限好转，但仍有痛感，不耐劳，不能久坐、久站、久行，生活质量受到一定影响。

（3）康复期：发病2周后。表现为腰腿疼痛症状基本消失，但有腰腿乏力，久站、久坐、久行受限得到进一步改善，可从事基本的日常生活和工作，生活质量得以改善。

腰椎间盘突出症的治疗

腰椎间盘突出症的治疗方法甚多，虽各法有异，但主要目标是相同的。由于腰椎间盘突出症的主要问题是突出物压迫神经根，以及随之而产生的神经根周围的无菌性炎症。所以最理想的方法是既解除压迫，又促使炎症消退，且不增加患者的痛苦。若压迫未能完全解除，只要炎症消退，也可明显缓解患者的症状。临床上的治疗方法主要分为保守治疗和手术治疗两大类，根据不同的病情选择适宜的方法进行治疗。

1. 保守治疗

通常需要多种方法联合使用才能达到较好疗效。

（1）卧床休息：卧床可以解除体重本身对腰椎间盘的压力，减少刺激，有利于痉挛、紧张的肌肉放松，给受损组织自行愈合创造条件，是治疗中的基本环节。患者在卧床休息时，应睡卧硬板床。

（2）腰部制动：也就是佩戴腰围。主要目的是制动，限制腰椎的屈曲等运动，特别是协助背肌限制一些不必要的前屈动作，以保证损伤的腰椎间盘局部能充分休息。特别是急性腰椎间盘突出症患者，因局部的急性炎性反应和刺激，可有不同程度的肌肉痉挛，佩戴腰围后，减少了腰的活动，可起到加强保护的作用。合理使用腰围，还可减轻腰背肌肉劳损，在松弛姿势下，减轻腰椎周围韧带负担，在一定程度上缓解和改善椎间隙内的压力。

（3）西药：非甾体抗炎药、激素类药、营养神经药等药物是目前较为常用的西药。非甾体抗炎药具有解热、镇痛、抗炎的作用，但有一定的胃肠道反应，应在医师的指导下使用；激素类药物可以迅速缓解炎症反应；营养神经药可以营养神经。此外，急性期还可以选择脱水药，缓解神经根水肿。

（4）中药及中成药：腰椎间盘突出症在中医学中多属于"腰痛"范畴。中医学认为腰痛的病因病机主要是肾虚为本，加之外感风寒湿邪所致；或是气机不畅，血运乏力致气血瘀滞于腰部；或是脾虚湿滞，湿邪滞于腰部。针对相应的症候，选择对应的方药及中成药治疗可取得不错的疗效。

（5）针灸治疗：通过针刺穴位，除了具有良好的止痛功效，同时还能有效地缓解因椎间盘突出所造成的软组织及神经根的水肿和肌肉痉挛。

（6）针刀疗法：组织粘连是腰椎间盘突出症的主要病理变化之一，针刀疗法能够有效解除粘连，目前已成为治疗腰椎间盘突出症的常用方法之一。

（7）手法治疗：有缓解肌肉痉挛，恢复离散筋脉，纠正腰椎错位和松解神经根粘连，恢复椎间隙宽度，降低椎间盘内压力，改变突出物与受压神经根的位置关系，减轻间盘组织对脊髓和神经根的直接刺激或压迫的作用。通常的操作步骤是，先行腰部软组织手法放松患者紧张的腰部肌肉，而后行腰椎侧扳法治疗，再放松患侧下肢。

（8）腰椎牵引：不但可拉开关节突关节，增大椎间隙，使椎间孔恢复正常外形，从而解除对神经根的挤压，而且还可以减小椎间盘间隙压力，使后纵韧带紧张，有利于突出的髓核部分还纳或改善其与神经根的关系。

（9）物理疗法：种类很多，如红外线、半导体激光、超短波、离子导入、中频、磁疗、蜡疗、干扰电、热电磁等。一般都具有促进血液循环和炎性水肿吸收及血肿消散、增强组织代谢、缓解肌肉痉挛、松解粘连、减轻疼痛等作用。每种理疗方法又各具特点，故不同部位、深度及不同病症应采用不同的理疗方法，才能取得较好的疗效。

（10）封闭：可分为痛点封闭、硬膜外腔封闭、椎间孔神经根封闭三大类。其中硬膜外腔封闭疗效较佳，特别是对急性椎间盘损伤、急性纤维环破裂导致自身免疫反应性无菌性炎症明显和剧烈疼痛的患者，硬膜外药物注射后有很好的消炎镇痛作用。

2. 手术治疗

对出现以下情况的患者，应尽早选择手术治疗。

（1）患者出现神经性排尿、排便障碍或下肢肌肉进行性萎缩和肌力减弱，出现足下垂者。

（2）症状反复发作，初期虽经非手术治疗有效，但随着时间的延长，效果越来越差，并逐渐影响生活及工作者。

（3）影像学检查显示椎管狭窄严重者，并有神经根或马尾神经明显受压征象者。

（4）病史较长，且经过严格系统的非手术治疗观察，症状体征无明显改善，根性坐骨神经痛及根性定位体征持续存在者。

（5）中央型突出，伴马尾神经压迫或刺激症状持续存在者，如括约肌功能出现障碍等。

有以下情况的患者应谨慎选择手术治疗。

有精神病的患者或有严重神经衰弱的患者；有严重心脏病及肝、肾功能障碍者；有伤口未愈或皮肤病未愈者；有糖尿病伴血糖控制不佳、重度凝血功能障碍者。

腰椎间盘突出症的康复锻炼

对于腰椎间盘突出症的康复，医生治疗只是康复中的一部分，更需要患者自己长期坚持良好的生活习惯，注意按时活动，减少久坐、久站和长时间弯腰，减轻腰椎过度负荷。本节根据病情轻重及病情所处阶段，为您提供一些康复锻炼建议。

1. 急性期要尽量卧床休息

（1）卧床休息：尽量选择平卧在硬板床上，只可翻身，不允许坐起或站立，一般卧床1～2周症状可缓解。患者仰卧位下床时，先将身体小心地向健侧侧卧，即健侧在下，两侧膝关节取半屈曲位，用位于上方的手抵住床板，同时用下方的肘关节将半屈的上身支起，以这两个支点用力，患者会较容易坐起，然后再用手撑住床板，用臂力使身体离床，同时使半屈的髋、膝关节移至床边，然后再用拐杖等支撑物支持站立。按上述方法起床可使躯干整体移动，从而减少了腰部屈曲、侧屈、侧转等动作，不致引起腰部疼痛或不适。如患者难以单独下床，可在家属的帮助下以同样方式下床。

（2）功能锻炼：可在仰卧位进行展臂扩胸等活动，尽量不要活动腰部。

（3）注意生命体征的变化及身体各方面情况的变化，避免由于卧床引发的其他疾病。

2.缓解期逐渐增加运动时间

（1）下床活动：开始下床活动的前几天可先在搀扶或腰围保护下，每天下地活动 3～4 次。开始下床活动的时间稍短一些，逐渐增加次数和时间，下床后可做一些简单的腰部及下肢活动，以不引起疼痛为原则。活动中应避免腰部的过度屈曲、后伸、侧屈、侧转及负重等活动，注意不良姿势的纠正和良好姿势的保持，防止扭、闪、挫伤。

（2）床上活动：清晨醒来可在床上做一些腰部运动，如先做一些腹式呼吸运动，使腹部肌肉一松一弛一收缩，然后做双髋双膝屈曲、双手抱膝的运动和腰部的扭转动作；床上活动腰部约 10 分钟后，由仰卧位转成侧卧位，再以手撑起上半身缓慢起床。

这里推荐几种适合在缓解期做的运动。

仰卧抬起骨盆：仰卧位双膝屈曲，以足和背部做支点，抬起骨盆，然后慢慢落下，反复 20 次。该动作能矫正下骨盆前倾，增加腰椎曲度。

抱膝触胸：仰卧位双膝屈曲，手抱膝使其尽量靠近胸部，但注意不要将背部弓起离开床面。

侧卧位抬腿：侧卧位上侧腿可伸直，下侧膝微屈，上侧腿侧抬起，然后慢慢放下，重复数 10 次。

直腿抬高：仰卧位将双手压在臀下，慢慢抬起双下肢，膝关节可微屈，然后放下，重复 15 次。

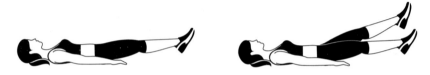

直腿抬高运动

压腿：坐在床面上，一膝微屈，另一下肢伸直，躯干前倾压向伸直的下肢，然后交换成另一下肢。此动作也可在站位进行，下肢放在前面的椅背上。

屈膝仰卧起坐：仰卧位，双膝屈曲，收腹使躯干抬起，双手触膝。

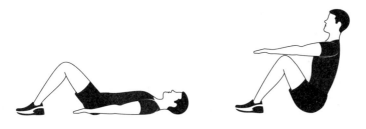

屈膝仰卧起坐练习

"五点支撑"练习（见第85页），保持30秒为1次。10次/组，2～3组/日。

燕飞练习（见第119页），每个动作重复12～24次，2～3组/日。此练习主要锻炼腰背肌肌力。

"空中自行车"练习：仰卧地面，双手放在身体两侧，手臂打开。将腿抬起，缓慢做蹬自行车的动作。呼气，抬起上体，用右肘关节触碰左膝，保持姿势2秒钟，然后还原。再用左肘关节触碰右膝，同样保持2秒钟，然后慢慢回到开始姿势。

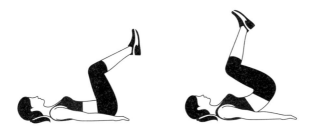

"空中自行车"练习

3. 日常要养成良好的生活习惯

睡眠姿势尽可能选择仰卧位及右侧卧位。仰卧位时患者四肢保持自然伸展，可使全身肌肉放松，对于腰椎间盘突出症的患者是最佳体位；右侧卧位不会压迫心脏，而且不会影响胃肠蠕动。避免俯卧位。

站立时两眼平视，下颌稍内收，胸部挺起，腰背平直，小腿微收，两腿直立，两足距离与双肩宽度相等。此时，人体的重力线正好通过腰椎及椎间盘后部，能有效地避免椎间盘突出。站立姿势不良，尤其是脊柱不正，是造成腰椎间盘突出症的隐伏根源。

人在坐着时，腰背部的角度和腰部有无支撑物依托，对椎间盘压力有着直接关系。直角状态的坐姿改为向后倾斜 120 度时，可以使椎间盘内压力明显降低，此时再于腰部加 3 厘米厚的依托物，可使椎间盘内压力进一步降低。因此，较为合适的坐具要求高低适中，并有一定后倾角的靠背，如在腰部有 3～5 厘米厚的依托物则更佳。

搬提重物时要注意正确的搬物姿势是先将身体向重物尽量靠拢，屈膝下蹲，用双手持物，然后直腰站起。这样，主要依靠臀大肌及股四头肌的收缩力量，避免腰背肌用力，腰部损伤的概率也减少了。另外，在搬移重物时，要注意使双膝处于半屈曲状态，使物体尽量接近身体，可减少腰背肌的负担，减少损伤的机会。

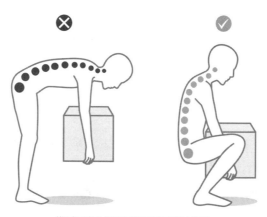

搬动重物时要注意采取正确的姿势

腰椎间盘突出症健康问答

1. 椎间盘突出后可以恢复吗？

答：椎间盘突出的症状可以通过各种治疗手段缓解，但研究证明，突出的髓核是无法还纳的，因此临床工作中只要症状得到较好的控制即可认为是治愈。

2. 治疗腰椎间盘突出症一定需要手术吗？

答：治疗腰椎间盘突出症不一定要采取手术。对腰椎间盘突出症采取保守治疗效果良好，价格低廉，操作方便，是首选方案。只有通过正规保守治疗效果欠佳，或已出现诸如马尾神经综合征的严重表现时，才会考虑通过手术摘除突出的髓核。

3. 推拿、牵引等非手术疗法适合哪些患者？

答：对于没有出现马尾神经综合征、影像学检查提示低于脱出水平的初诊患者，一般都优先考虑保守治疗方案，根据情况采取推拿、牵引等治疗手段。但还应注意患者是否合并有骨质疏松、严重的心血管疾病、脊柱结核、脊柱骨肿瘤及出血性疾病等，如合并有这些疾病则不可行推拿、牵引治疗。

4. 腰椎间盘突出症的手术治疗会不会出现后遗症？

答：任何手术都存在一定的风险。腰椎间盘突出症的手术治疗的最大风险是在手术过程中伤及神经进而影响下肢功能，其次还包括麻醉意外、伤口感染、出血量过大等情况。但目前的手术方法已经相当成熟，微创手术技术也能极大地降低出血和感染风险，现阶段出现这些并发症的可能性已经很低了。

当然，手术治疗腰椎间盘突出症是有一定复发率的，远期疗效与保守治疗相近。因此，在未出现马尾神经综合征等严重并发症前，保守治疗仍是首选方案。

5. 治疗腰椎间盘突出症的药物很多，患者该怎样选择？

答：急性期可以选用脱水药以减轻神经根水肿；无糖尿病、疼痛剧烈的患者可以使用激素类药物。非甾体抗炎药具有很好的止痛疗效，但都有一定的胃肠道反应。以上药物均需在医师的指导下使用。

而大部分中药及中成药疗效良好，不良反应小于非甾体抗炎药，可根据患者自身情况选用。

6. 手术治疗后的患者怎样锻炼？

答：患者在术后以锻炼腰背肌肉力量为主，如上文中提到的仰卧抬起骨盆、抱膝触胸、侧卧位抬腿、直腿抬高、空中自行车、燕飞等，但应循序渐进，量力而行。平时注意保暖，避免受凉，少弯腰活动，腰背部多用毛巾热敷。睡硬板床，床垫要舒适。再配合药物治疗，会有明显缓解。

7. 对腰椎间盘突出症患者如何进行饮食护理？

答：患者宜适当补充蛋白质，尽量选择富含优质蛋白质的食物，如奶制品、蛋类、大豆、瘦肉、鱼肉、鸡肉等；多吃蔬菜水果，保证体内维生素及膳食纤维摄入充足；多饮水，保持大小便通畅。合理地规划饮食，减少糖类和油脂的过度摄入，有助于控制体重，而减轻体重本身就有利于减小腰椎的受压。

第十六章　腰椎管狭窄症

　　"路逢一老翁，两鬓白如雪。一里二里行，四回五回歇。"读罢此诗，一幅生动的画面跃然眼前：一位白发苍苍的老人，走一二里路需要休息四五回。这是很多老年人在日常生活中会出现的一种现象，没走几步就感觉异常疲惫、腿脚酸软无力，不断捶腿揉腰，但总不把这当回事，总觉得年纪大了都这样，休息休息就会好。这其实与医生所说的间歇性跛行不谋而合。大部分老人认为这仅仅是腰腿肌肉老化了，其实不然，这些老人很可能是患上了腰椎管狭窄症。

腰椎管狭窄症的真相

　　腰椎管狭窄症是由于先天或后天因素所致的腰椎中央管、神经根管、侧隐窝或椎间孔的骨性或纤维性狭窄，进而引起腰椎神经、血管组织受压、血液循环障碍，出现以臀部或下肢疼痛、神经源性跛行、伴有或不伴有腰痛症状的一组综合征。

　　腰椎管狭窄症是 40 岁以上患者最常见的脊柱退行性疾患之一，也是造成 65 岁以上老年人脊柱手术最主要的原因。

　　根据病因分类，腰椎管狭窄可以分为先天发育性和后天获得性两种。

　　根据椎管狭窄的范围分类，可分为局限性腰椎管狭窄和广泛

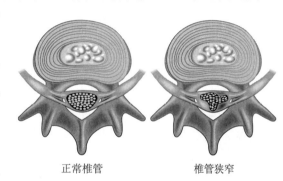

正常椎管　　　　　　椎管狭窄

性腰椎管狭窄，前者是指一个或一个节段的部分狭窄，后者是指两个或两个以上节段的狭窄。

按解剖部位分类，又可分为中央型狭窄、侧隐窝型狭窄、椎间孔型狭窄。

腰椎管狭窄症的临床表现

1. 神经源性间歇性跛行

这是腰椎管狭窄症的最主要特点。患者常在步行一二百米时产生腰腿部疼痛，下肢出现逐渐加重的疼痛、麻木、沉重、酸胀、无力等不同的感觉，甚至不得不改变姿势或停止行走，蹲下或休息片刻后症状可相对减轻或消失；继续站立或行走一段距离后，症状再次出现而被迫再次休息。因为反复行走与休息，其行走的距离也在逐渐缩短。但在爬山、上楼或者骑自行车时，一般不会出现间歇性跛行。

2. 腰腿部受限及疼痛

当腰椎由中立位变换到后伸位时，椎管后方的小关节囊及黄韧带挤压椎管，椎管矢状径亦缩短 2.2 毫米，椎间孔变窄，以致管腔内压力急剧增高，并出现各种症状。

大多数腰椎管狭窄症患者会出现缓发性、持续性的下腰痛或腿痛。疼痛性质为酸痛、刺痛或灼痛，卧床休息后则会减轻或消失。

3. 神经根压迫症状

腰椎管狭窄可引起相应的神经根受压迫或受刺激症状。有的患者会表现为持续性、放射性神经根症状，多为酸痛、麻痛、胀痛、窜痛等。神经根症状的部位与受压神经根有关，表现为相应神经根性分布区针刺觉减弱、痛觉异常、肌肉力量减弱及腱反射异常。

4. 马尾神经压迫症

腰椎管狭窄症可导致马尾神经受到压迫，出现马鞍区的症状、体征及括约肌的症状。严重者可造成下肢不完全性瘫痪，出现大小便及性功能障碍症状。

如果出现了上述症状，一定不要大意，尽快前往当地医院的脊柱外科进行检查，以免拖延病情。这是因为腰椎管狭窄症是一个渐进性的疾病，早期尚可以尝试保守治疗方法，但当症状严重时再就医，保守治疗可能无法获得满意的效果。当进展到一定程度时，手术就成了唯一的选择。

腰椎管狭窄症常见致病因素

腰椎管狭窄症的致病因素一方面是先天发育问题，另一方面与我们平时的生活息息相关。

1. 年龄

腰椎管狭窄症好发于 40 岁以上的中老年人群。随着年龄的增长、反复的受力和劳累，脊柱的磨损和退变能够引起很多问题，临床以退行性椎管狭窄最为多见。因此腰椎管狭窄症可以看作是一种腰椎退行性的病变。

2. 性别

男性罹患腰椎管狭窄症的风险高于女性。这主要是因为男性的劳动强度相对较高，搬运重物等较女性更频繁，腰部活动范围较大，更易出现腰椎管狭窄症。但女性在更年期也容易出现腰椎管狭窄，因为内分泌的改变，骨质疏松及骨关节、韧带退化等，也可导致发病率增高。

3. 体形

一般过于肥胖或过于瘦弱的人易致腰椎管狭窄，其原因与前面提到的腰椎间盘突出症相同。

4. 姿势

久坐、久站、长时间搬运重物的人群易患此病。这主要是因为这些人的姿势不正确，致使局部肌肉处于紧张状态，长期如此，会加速腰椎间盘老化以及关节突关节的增生，从而引发腰椎管狭窄症。

5. 生活和工作环境

经常处于寒冷或潮湿的环境，风、寒、湿邪会侵袭人体的腰背部，可引起小血管收缩、肌肉痉挛、充血、水肿，使椎间盘的压力增加或纤维环受损，诱发腰椎间盘突出症。随着病情的发展，神经根受压迫较重时，易形成腰椎管狭窄症。

6. 先天性腰椎发育不良或畸形

先天性腰椎发育异常也会导致腰椎管狭窄症的发生，包括软骨发育异常、先天性小椎管、先天性椎弓峡部裂及滑脱、先天性脊柱裂等。大部分患者开始可能不会出现任何症状，但到中年以后，由于脊柱的退变或损伤，慢慢会出现椎管狭窄症的症状及体征。

7. 后天因素所致

这主要是因为脊柱的退变引发的，是老年腰椎管狭窄症的主要病因。其主要包括以下几个部分。

（1）腰椎间盘突出：当腰椎间盘突出时，突出的椎间盘会挤占管腔的位置，从而引发腰椎椎管狭窄症。

（2）黄韧带、后纵韧带肥厚：当脊柱出现退化或者不稳定时，黄韧带及后纵韧带受到的应力异常增高，常常会导致其弹力纤维变性或断裂，而长期的损伤、修复过程必然使黄韧带、后纵韧带纤维化增厚甚至钙化，那么腰椎管管腔的空间就会相对变小。

（3）腰椎小关节增生：所谓的腰椎小关节指的是两个腰椎椎体之间的关节。正常的椎体小关节表面是有软骨的，活动自如。但是当脊柱发生退化后，关节表面的软骨磨损，出现骨与骨之间的直接摩擦，从而形成骨质增生。这些增生的骨质占用椎管或椎间孔的位置，继发腰椎椎管狭窄症。

（4）腰椎椎体滑脱：当腰椎椎体发生错位滑脱时，因为上下椎管前后的移位，使椎管进一步变窄。

（5）脊柱外伤：特别是外伤较重而引起脊柱骨折或者脱位时，常会引起腰椎椎管狭窄症。

（6）医源性椎管狭窄：即椎板切除术后、融合后导致的腰椎椎管狭窄症。

（7）某些代谢性疾病（如椎管内硬膜外脂肪增多症、肢端肥大症等）引起的腰椎椎管狭窄症。

腰椎管狭窄症的预防

1. 坚持定期健康检查

青少年或工作人员应定期进行健康体检，检查有无脊柱先天性或特发性畸形，如有此种情况，日后极易发生腰背痛，并诱发腰椎管狭窄症。已从事剧烈腰部运动的工作者，如体力劳动者、运动员和杂技演员等，应注意检查有没有发生椎弓根骨折等。如出现这种结构上的变化，应该加强腰背部保护，防止因腰椎反复受到损伤而引发腰椎管狭窄症。

2. 避免受凉受潮

平时要注意自己的生活环境，尽量保持环境干燥、通风，不要长期居住在寒冷、阴暗潮湿的环境。

3. 保持正确的姿势，克服不良习惯

（1）站姿：两眼平视前方，下颌稍内收，胸部挺起，腰背平直，小腿微收，两腿直立，两足距离与双肩同宽。

（2）坐姿：保持头颈直立，髋关节和后背靠于椅背，背部保持平直（不驼背），膝关节与髋关节同高（或膝关节略高于髋关节），双腿踏于地面或踏板，双肩保持同等高度，双臂自然托于椅子扶手（或双手自然托于桌面），肩、背不要前伸。有研究表明，不同坐姿下，腰背部受到的压力不同。看电视或休息时稍稍向后仰，身体与大腿成 135 度角，才是最佳坐姿。

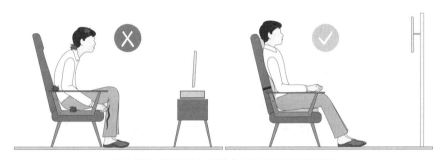

看电视的时候身体与大腿成 135 度角是最佳坐姿

（3）搬提重物：正确的搬物姿势见第 109 页。

4. 加强肌肉锻炼

功能锻炼可增强腰背部的肌力，可防止腰背部软组织损伤，肋间肌、腹部肌肉的锻炼，可增加胸内压和腹内压，有助于减轻腰椎的负荷。同时也能预防已患腰椎管狭窄症患者的肌肉萎缩。

腰椎管狭窄症的治疗

腰椎管狭窄其实并不等同于腰椎管狭窄症。很多人在 CT 或磁共振成像检查时可以看到腰椎管狭窄，但没有不适症状，这种情况是不需治疗的。只有当影像学检查有腰椎管狭窄，并有相应症状，才称为腰椎管狭窄症，这时候才需要进行治疗。治疗方法有保守治疗和手术治疗两种。

1. 保守治疗

保守治疗适用于轻、中度患者，这些人的症状较轻，对生活、工作影响不严重。保守治疗的方法如下。

（1）卧床休息：发病初期采取卧床休息可有效缓解不适症状。卧床休息时，注意床板硬度要适中，不可太软。卧床可消除自身身体重量对椎间盘的压力，解除腰椎周围肌肉、韧带对椎管内的压力，改善局部血液循环，从而缓解症状。

（2）手法治疗：一般可用揉、点压、提拿、搓抖等手法，配合斜扳法，达到舒筋通络、消散瘀血、消肿止痛、松解粘连的效果，使症状得到缓解。

（3）针灸治疗：可取阿是穴、腰阳关、肾俞、大肠俞、气海俞、命门、环跳、风市、委中、昆仑等穴位，每日 1 次，10 次为一疗程。

（4）药物治疗：药物治疗包括西药治疗和中药治疗。临床上常用的西药包括非甾体抗炎药、神经营养药、部分麻醉镇痛药及其他药物（如肌肉松弛剂、抗抑郁类药等）。中药治疗腰椎管狭窄症具有不良反应小的优势，可通过补益肝肾、强壮筋骨、活血通络等作用达到缓解不适和治疗疾病的目的。

（5）封闭治疗：可用硬膜外封闭，能消肿止痛，松解粘连，缓解疼痛症状，常用醋酸强的松龙 12.5 毫克加 1% 普鲁卡因 10 毫升注射。

（6）物理治疗：理疗、热敷、超短波等，可改善局部血液循环，消除局部炎症，解除肌肉痉挛，缓解症状。

（7）骨盆牵引：可拉开关节间和椎间距离以缓解神经根的压迫，消除充血、水肿，以达到缓解症状的目的。

（8）腰背肌锻炼：目的在于增强腰椎的稳定性，有助于减缓脊柱退变的速度。腰背肌强壮者临床症状一般较轻，且发作次数减少，术后锻炼腰背肌也可加快腰部功能的恢复以达到较好的疗效。

（9）制动：佩戴弹力腰围等支具可以限制腰部活动，维持腰椎姿势，对抗后背肌收缩力量，缓解疼痛。但要注意佩戴时间，过长则会引起腰背肌力量下降，失去治疗作用。

2. 手术治疗

当出现下列情况时，可考虑手术治疗：

（1）症状、体征严重影响工作、生活，经系统保守治疗 3 个月以上无明显效果者。

（2）神经根和马尾神经广泛受压或瘫痪者。

（3）腰椎间盘突出合并腰椎管狭窄症者。

（4）椎管狭窄合并腰椎峡部不连与滑脱者。

（5）经椎管造影、CT、磁共振成像检查，证实有局部明显狭窄伴有相应的临床症状者。

手术原则：

（1）个性化原则：主要针对节段及不同的腰椎管狭窄类型，结合患者身体状况选择合适的个体化治疗方案。术前应明确定位，减压的区域应是引起临床症状的部位，找准所有狭窄节段和部位，对椎管及神经根管准确而彻底的减压是治疗成功的关键。

（2）减压原则：充分减压，尽量切除全部致压物（增生的骨质、增厚的黄韧带、突出的椎间盘、退变的小关节等），恢复神经根游离度。

（3）安全性原则：优化减压顺序，从压迫相对较轻处开始，多数自中线逐渐向两侧的椎板、黄韧带、小关节进行减压。术中精细操作，注意保护血管、神经等软组织，必要时采用术中神经电生理监测。

（4）生物力学原则：在彻底解除压迫因素前提下，尽可能减少结构的破坏，尽量保持脊柱的稳定性。有限减压，尽量保留脊柱中、后柱结构，避免过多地去除关节突关节，若减压导致腰椎节段性不稳需同时进行融合内固定术治疗。

（5）微创化原则：尽可能缩短手术及麻醉时间，减少出血量，减少软组织牵拉、损伤，减小手术切口。

（6）控制社会成本：严格按照阶梯化治疗理念规范治疗，避免不必要的社会开支。

手术方法：单纯黄韧带切除术；局限性腰椎管及根管后方减压术；常规腰椎管减压术；腰椎管扩大减压术；腰椎管成形术；腰椎管减压、内固定术。

C 骨科医生的健康公开课

保守治疗与手术治疗哪个效果好？

轻度腰椎管狭窄，并且症状非常轻，没有影响生活、工作，特别是非骨性椎管狭窄者，可选择保守治疗。但是腰椎管狭窄症的自然病程不良，大多数腰椎管狭窄的病理原因是骨性狭窄，或在骨性狭窄基础上伴有黄韧带肥厚、椎间盘突出等，随着年龄增大，退变加重，症状会越来越重，很难通过保守治疗得到痊愈，宜尽早手术。腰椎管狭窄症一旦诊断确立，具有绝对手术指征者，必须通过有效的手术治疗才有希望使症状缓解或消失。

腰椎管狭窄症健康问答

1. 如何明确诊断是否患有腰椎管狭窄症？

答：（1）病史采集：一般医生会询问患者的年龄、职业、既往病史等，有无长期反复腰痛或腿部的放射性疼痛。当站立和行走时，会不会出现腰腿痛或麻木酸软无力，甚至不能继续行走，休息后症状缓解，骑自行车无妨碍。是否伴有大小便障碍，或者出现下肢肌肉萎缩等症状。

（2）体格检查：通常情况下阳性体征相对较少。医生常常需进行一些针对性的专科体格检查，如观察腰椎的外观（有无畸形）、检查腰部活动情况、有无压痛或叩痛等；有无双下肢感觉、肌力变化；马鞍区的感觉变化以及下肢腱反射的变化情况，腰部背伸试验等。目前一些步行观测试验，如跑步机试验、步态负荷试验、自我步行节奏测试、腰椎拉伸试验等，逐渐用于腰椎管狭窄症的诊断中。

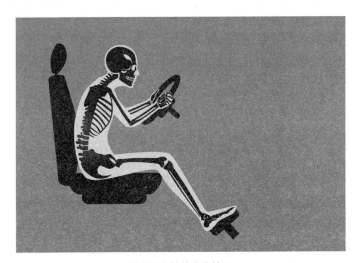

开车时脊柱的变化情况

（3）辅助检查：当出现上述症状及体征时，可通过一些辅助检查明确诊断。

磁共振成像检查可提供腰椎管狭窄的程度、形状及脊柱神经周围的软组织情况等，直接观察到椎管的前后径变窄，马尾神经在椎管内受压，即前方有椎间盘和后纵韧带的压迫，后方有黄韧带和椎板的压迫。

磁共振成像有禁忌或者时间紧急时可行 CT 检查。在 CT 扫描的不同的横断面上，可观察到椎间盘膨出或突出，关节突关节增生内聚，能显示椎管横断面的骨性结构、侧隐窝狭窄、黄韧带肥厚。

拍摄腰椎正、侧、斜位 X 线片，常可见脊柱弧度改变、椎间隙狭窄、椎体缘骨赘、椎体滑脱、腰骶角增大、关节突关节退变肥大等改变。在标准退行性腰椎管狭窄症患者的侧位 X 线片上，可显示脊椎生理曲度减小或变直、多节段椎间隙狭窄、不稳定、关节突增生等现象。

2. 腰椎管狭窄和腰椎间盘突出症有什么区别？

答：（1）好发年龄不同：腰椎管狭窄症多发生于中老年人群，而腰椎间盘突出症好发于青壮年群体。

（2）病理变化不同：腰椎管狭窄一般为多个节段的狭窄，病程一般比腰椎间盘突出症长。退变性腰椎管狭窄不单纯是椎间盘的改变，还常伴有关节突、韧带等其他结构的退变、老化等病理变化，最终导致容纳马尾神经及神经根的腰椎管空间相对狭窄而致神经受压出现相应症状。

（3）体征不同：腰椎管狭窄查体往往没有明显的定位体征；腰椎间盘突出症导致的腰痛症状为根性的疼痛，即疼痛从臀部到小腿，呈放射性，查体有明显的神经定位体征，直腿抬高试验阳性。

3. 为什么腰椎管狭窄症不能盲目进行脊柱斜扳？

答：腰椎管狭窄症是一种慢性劳损性脊柱疾病，随着年龄的增大，腰椎原有的弹性消失，生物力学功能减退，不能再将所承受的压力向周围传递，从而导致椎间隙狭窄以及生物力学的改变。所以在未进行影像学检查前，盲目进行脊柱斜扳可能会加重腰椎曲度的紊乱和力学平衡失调，更严重者可引起截瘫。

4. 佩戴腰围对改善腰椎管狭窄症状有用吗？

答：在腰椎疾病的诊疗过程中，医生往往要求患者注意休息，佩戴腰围限制腰部功能活动，所以在腰椎管狭窄治疗过程中也少不了腰围的帮助。腰部制动可以使腰部肌肉得到休息，缓解疼痛，通过限制腰部过度活动，改善椎间隙的压力状态，减少继续损伤，有利于水肿的消退及损伤的修复。但腰围的佩戴有利也有弊，长期佩戴减少了腰部肌肉的锻炼机会，会引起腰部肌肉萎缩、僵硬。所以尽量不要长时间佩戴，症状减轻后及时去除而加强腰背肌的锻炼。在佩戴期间，也要适当进行腰背肌的锻炼，防止肌肉萎缩，恢复、增强腰椎的稳定性。

5. 腰椎管狭窄症患者在术后该如何进行康复治疗？

答：患者在术后1～4周以床上功能锻炼为主。术后第二日开始下肢屈伸和股四头肌肌力练习。双侧交替缓慢屈伸膝关节，每日3组，每组30次，持续5

分钟。股四头肌静力性收缩运动，每次保持 5 秒，每 10 次为 1 组，每天 6 组；患肢还可行直腿抬高运动，早期不要求抬起高度，但整个动作要有 5 秒左右的滞留时间，每 10 次为 1 组，每天 6 组。

术后 1 周开始腰背骶棘肌功能锻炼，可行四点或五点支撑法做腰部抬高练习，或俯卧位抬头抬腿练习。每组 10～15 次，每日进行 3～4 组。腹部肌肉功能练习，取仰卧位抬头或两下肢抬离床面练习腹肌，每次维持上述姿势 4～10 秒，重复 4～10 次，每日练习 1～2 组。

术后 3 周开始坐起，进行负重及行走练习。在腰围或腰背支具的保护下，采取床边侧位、屈髋屈膝、床边坐起、站立负重，在旁人的搀扶下平路行走训练。要求站立及坐姿正确，采取挺胸收腹位，避免扭转躯干，步态要稳而缓。

6 周起开始进行保护性躯干肌屈伸脊柱活动度练习，使骶棘肌和腹部肌肉协调发展。可先取坐位腰部活动，平稳缓慢前屈后伸、侧弯和轻度旋转活动，同时进行肌肉收缩，维持 5 秒左右，重复 5～10 次。锻炼强度以肌肉轻微疲劳，短时休息迅速消除为宜。

6 周内禁止坐位，6 周后可坐硬靠背椅，忌坐低软沙发。

术后 3 个月内忌弯腰，站立位时要用腰围保护。术后 3 个月可解除腰围做腰部功能锻炼。全椎板切除病例卧床时间可稍长。在整个的康复训练过程中，练习要循序渐进，逐渐增加次数和动作难度，防止腰背肌的拉伤和劳损。

6. 腰椎管狭窄症患者如何进行饮食护理?

答：（1）宜适当补充蛋白质：蛋白质是人体的重要营养素，摄入足量的优质蛋白质并配合适当的腰部肌肉锻炼，能增加腰部肌肉力量。常见的富含优质蛋白质的食物有奶制品、蛋类、大豆、瘦肉、鱼肉、鸡肉等。

（2）增加膳食纤维摄入：膳食纤维被誉为人体的"第七大营养素"，虽然不能直接为人体提供能量，但可以增加胃肠道蠕动，促进消化吸收。多吃蔬菜水果，可保证体内维生素及膳食纤维摄入充足。

（3）适当补充一些含钙高的食物以预防骨质疏松、减缓腰椎退行性变，如奶类、豆类、小虾米、海带等。

（4）合理地规划饮食，少食多餐，适量减少糖类和油脂的摄入，控制体重。

适量减少白米饭、面条、粥类等易消化吸收的精制主食，选用谷类、玉米、杂米饭、地瓜等粗粮当主食；炒菜时少放油和盐，尽量不吃油炸食物。

中医认为，本病主要由于肾气亏虚，湿热，瘀血，寒湿所致，故宜多吃温阳补肾、活血通络的食物，如黑豆、山药、黑木耳、核桃、韭菜、狗肉、泥鳅、驴肉、虾等温阳补肾食物，以及洋葱、生姜、大蒜、西红柿、山楂、玉米、鱼、醋、黄酒等活血通络食物。减少生冷、肥甘厚腻、油炸及高脂类食物的摄入，避免寒湿、湿热形成。

第十七章　腰椎失稳症

正常人体腰椎的稳定性靠两大部分来维持，一是内源性稳定结构，包括椎体、椎弓及其关节突、椎间盘和相连的韧带结构，为静力性稳定结构；二是外源性稳定结构，主要为腰部肌肉的调节与控制，它是脊柱运动的原始动力，为动力性稳定结构。上述任何一个环节遭受破坏，均可能引起或诱发腰椎正常结构及平衡功能的丧失，从而导致腰椎不稳。

随着年龄的增长以及一些致病因素的影响，椎间盘及关节软骨会发生退变，椎间隙会变窄，随之引发韧带和关节囊松弛等一系列病理变化，脊柱本身出现静力性不稳定；而腹背肌肌力也会逐渐下降，脊柱的动力性稳定也出现问题，这些退行性改变最终导致退变性腰椎失稳症的出现。

国外有些学者提出，退变性腰椎失稳症的发病与椎间盘的营养供应减少和椎间盘细胞的生物学特性有关，而椎间盘损伤、负荷改变等不稳定因素都可能引起椎间盘营养下降，进而诱发和加速椎间盘退变。

腰椎失稳症的病因及概念

腰椎退行性改变是腰椎退行性疾病如腰椎间盘突出症、腰椎滑脱症、腰椎失稳症等病的发病基础。

随着腰椎退行性改变逐渐发展，椎间盘高度下降，纤维环破坏，关节囊松弛，使椎体间活动度增大，在影像资料中可见腰椎的活动范围超出正常，过屈位前后位移 > 8%（L4/5）或 > 6%（L5/S1），过伸位前后移位 > 9%，即为腰椎失稳。

在腰椎失稳的基础上，患者出现了腰部疼痛不适，或伴臀部、下肢疼痛、麻木、间歇性跛行、肌力下降或马尾综合征等症状出现，即为腰椎失稳症。

腰椎失稳根据发病原因可分为：创伤性腰椎失稳、退变性腰椎失稳、病理性腰椎失稳（感染或肿瘤）、发育性腰椎失稳（峡部不连滑脱）、医源性腰椎失稳、动力性腰椎失稳（神经源性或肌性）等。由于退变性腰椎失稳是困扰广大群众的最普遍类型，故作为本章节介绍重点。

美国骨科医师协会对退变性腰椎失稳症的定义为：腰椎间关节在正常负荷情况下，不能保持生理对合关系，出现超过正常范围的活动及由此引起的一系列临床症状。

腰椎失稳症的常见症状

退变性腰椎失稳症的早期症状为慢性下腰痛，随着脊柱退变的进展，病变节段存在失稳加重的趋势，同时易并发椎管狭窄，出现下肢神经根或马尾神经症状。

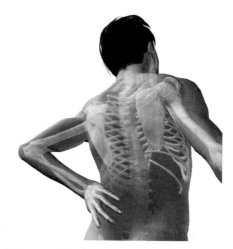

腰痛和坐骨神经痛是退变性腰椎失稳症的主要症状

腰痛和坐骨神经痛是退变性腰椎失稳症的主要症状，其特点是：有明显、反复的腰痛，有严重的酸痛或无力感；有单侧或双侧下肢放射痛；有间歇性跛行症状；有不稳绞锁现象强迫体位，即平板腰，特别是腰椎由前屈位转为直立位时发生。

由于腰椎失稳症的临床症状与不稳节段活动有关，所以如果用支具进行适当制动后，疼痛减轻或消失，则要高度怀疑是腰椎失稳症。

骨科医生的健康公开课

诱发腰椎失稳症的不利因素及患者的注意事项

由于腰椎存在异常活动，因此在日常生活劳作中如弯腰起身、翻身等动作过急过快，就会诱发症状。

腰椎失稳症患者过度负重，会增加失稳阶段肌肉韧带等保护组织的负荷，增加腰椎不稳定，加重病情。

天气寒冷也是一个重要的不利因素。气温低，肌肉功能减低，不能充分保护并完成动作，也会诱发症状。

为了克服以上不利因素，腰椎失稳症患者在日常生活和工作中应做到动作缓慢，准备动作充分，以下蹲代替弯腰，避免负重，尽量减少腰椎负荷。避免过度过快做腰部扭转动作，尽量保持腰部稳定姿势，佩戴加宽腰围或固定支具，促进腰椎达到代偿性稳定。

同时要注意防寒保暖，不在寒冷环境中进行功能锻炼。锻炼时要选择温暖适度的环境，注意增加腰背肌肌力，增加动力性稳定作用。

避免醉酒，因为醉酒后不能很好地控制身体姿势，会导致腰部闪挫。

腰椎失稳症健康问答

1. 非手术治疗与手术治疗哪个效果好？

答：非手术治疗俗称保守治疗，临床通过保守治疗后大多数的退变性腰椎失稳症患者能取得良好效果，再配合绝对卧床休息或加强腰、背、腹肌功能锻炼，都可达到预防和治疗腰背痛的目的。

保守疗法的短期疗效与手术治疗无较大差别，长期来看保守治疗更为稳妥，且有费用低、创伤小、风险少、无并发症、患者易于接受等优点，故是治疗老年性退变性腰椎失稳症的首选疗法。

相比之下，手术治疗对周围肌肉有不同程度的损伤，椎体融合后失去原有的活动度，会致相邻椎体代偿性活动增多，加速相邻椎体退变及增生的发展，后期还可能出现椎间融合器松动或下沉、植骨融合不良等，有可能导致临床症状、体征再次出现。

2. 保守治疗腰椎失稳症的方法有哪些？

答：常见的保守治疗方法有以下几种。

（1）支具保护及药物疗法：对于症状较轻、进展缓慢的腰椎失稳症患者可采用支具保护、卧床休息、药物对症治疗、痛点封闭等。

（2）牵引疗法：牵引被认为是对腰椎失稳症较有效的治疗方法，可以恢复腰椎序列，纠正失稳造成的小关节错位。

（3）物理疗法：包括红外线照射、超短波照射、中药离子导入、中频电疗、超声药物透入、半导体激光照射等治疗方法，可以酌情应用。

（4）其他治疗：对于有神经根症状，尚未达到手术适应证者，在卧床休息的基础上可采用中药汤剂内服外用、药物静点等，结合其他疗法综合治疗，可取长补短，提高疗效。

3. 保守治疗的原理是什么？

答：保守治疗的原理在于通过改善缓解症状，消除患者的痛苦，并在治疗过程中逐渐达到腰椎代偿性稳定期，机体产生了相应的代偿，重建了腰椎的稳定，又没有产生临床症状，则是真正意义上重建了腰椎稳定，也达到了保守治疗的目的。

4. 腰椎失稳症患者在什么情况下需要手术？

答：临床上大部分腰椎失稳症患者经非手术治疗可明显缓解不适症状，但仍有约20%的患者经非手术治疗无效，需要手术治疗。

以下条件为手术指征。

腰痛伴有下肢放射痛或间歇性跛行，严重影响患者的工作和生活，并且经严格保守治疗 6 个月无效，患者要求积极治疗；

腰椎过伸过屈位 X 线片支持退行性腰椎不稳，即一个节段在其尾端邻近一个节段上移位大于 4 毫米，或一个节段下终板与尾端邻近的一个椎体的上终板之间的角度变化大于 10 度；

腰椎 CT 或磁共振成像检查提示椎间盘退变、黄韧带增厚、双侧小关节增生、椎体前缘骨赘形成、椎间隙狭窄。

5. 腰椎失稳症的手术治疗方法有哪些？

答：手术治疗均以"植骨融合 + 内固定"为基本原则，术式有前路腰椎椎间融合（ALIF）、后路腰椎椎间融合（PLIF）、经腰椎椎间孔椎间融合（TLIF）、经皮经骶前轴向腰椎椎间融合（AxiaLIF）、极外侧入路椎间融合（XLIF），具体术式应由医师根据情况选择。

6. 腰椎失稳症可以做功能锻炼吗？如何锻炼？

答：需要做功能锻炼，功能锻炼的主要目的是增强腹肌和腰背肌的肌力，增强脊柱的动力性稳定。

在发病的急性期和缓解期要采取不同的锻炼方式。

急性期要尽量选择平卧在硬板床上，只可翻身，避免坐起或站立，一般卧床 1～2 周症状可缓解。可在仰卧位进行展臂扩胸等活动。这一时期要注意生命体征的变化及身体各方面情况的变化，避免由于卧床引发的其他疾病。

缓解期可采取的锻炼方式有：五点支撑法练习、燕飞练习、平板支撑法。

7. 腰椎失稳症要佩戴腰围或支具吗？

答：应佩戴腰围或支具，上方到达下肋弓，下方覆盖髂嵴部，前方束紧。能够限制腰部前屈使腰椎局部软组织得到相对充分休息，还可以加强腰椎的稳定性，巩固前期治疗。

佩戴腰围或支具的同时，也应积极进行腰背肌功能锻炼。

8. 腰椎失稳症需要长期服用药物吗？

答：在急性期可服用药物缓解症状，症状消失后可逐渐停药，不建议长期服药，具体应听从医师建议。

9. 得了腰椎失稳症以后还能干活吗？

答：在急性期应卧床休息；缓解期可逐渐进行轻体力劳动，如扫地、刷碗等家务；在达到代偿性稳定后可从事一般体力劳动，但要注意保护腰部，避免过快过急的弯腰扭转或过度负重。

第十八章　腰椎滑脱症

　　"腰椎滑脱"通俗地说就是腰上的脊椎骨在位置上发生了异常变化，一般指人体腰部的上下两块椎骨出现了相对的向前或向后的移位。大部分腰椎滑脱症患者是没有症状的，有一些患者会出现腰痛和腿痛。发生这种"腰椎移位"的部位以第 5 腰椎最常见，约占所有病例的 86%，第 4 腰椎排在第 2 位，约占 9%。腰椎滑脱症是一个引起慢性腰腿痛的常见疾病。

腰椎滑脱症的相关概念

1. 看看正常腰椎和腰椎滑脱有何不同

　　正常腰椎通常共有 5 个节段，有时由于先天发育或后天退变等原因出现节段数的变化，老百姓们口中所谓的腰椎"少一节""多一节"在医学上称为"腰椎骶化""骶椎腰化"。此类问题一般不会引起明显症状，日常生活中也无需特别注意。

　　正常的腰椎是向前凸的，且椎体排列整齐、顺畅。而腰椎滑脱症患者的第 4 节和第 5 节腰椎就不再连续了，看上去位于上面的第 4 节腰椎向前方"滑移"，相较而言，位于下面的第 5 节腰椎向后面"滑移"。两节腰椎位置改变之后，在后侧出现了一个"阶梯"，不再像正常的腰椎那样顺畅。

　　如上所述，即使出现这种腰椎滑脱的情况，有些人也是没有症状的，但如果出现了腰痛、腿痛等情况，则代表由于腰椎位置的改变，压迫到了神经，造成椎间孔、椎管的狭窄，影响到腰部肌肉，继而带来腰椎的功能改变、腰腿痛等症状。

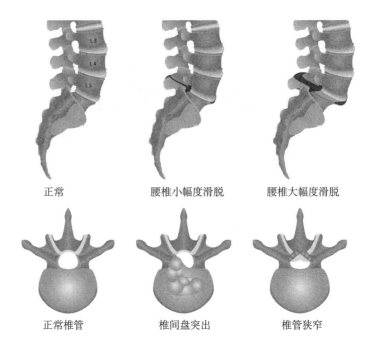

| 正常 | 腰椎小幅度滑脱 | 腰椎大幅度滑脱 |

| 正常椎管 | 椎间盘突出 | 椎管狭窄 |

2.腰椎滑脱会影响腰椎的功能和稳定

正常情况下，腰椎除了有支持身体保护脊髓和神经根的功能外，还有很大幅度的运动功能。而出现腰椎滑脱时，腰椎的生理曲度、活动范围、负重能力等都可能会受到不同程度的影响。

（1）腰椎曲度发生改变。腰椎的生理曲度是向前凸的，这种前凸对负重及维持腰部的稳定性非常重要。通常情况下，女性腰椎前凸的程度较男性为大。维持正常脊柱曲度需要躯干肌的相互作用，包括腹肌、腰方肌、腰大肌、肋间肌、菱形肌、斜方肌及背阔肌等。发生腰椎滑脱时，腰椎曲度可能发生改变，很多肌肉为了维持正常的腰椎曲度而导致过度疲劳，可产生局部腰背肌肉的疼痛。

（2）腰部活动范围受限。腰部屈伸范围较大，主要在下腰部，屈曲为45度，背伸为30度，左右侧屈各为30度，旋转幅度较小，左右共约30度。整个脊柱的前屈可达128度，最初的60度发生在腰部，由腹肌和腰大肌脊柱部分的收缩完成。随着脊柱的前屈，靠髂腰肌收缩，使骨盆在髋关节上前倾完成弯腰最后动作。腰椎滑脱时，局部肌肉的功能和肌肉之间的协同作用受到影响，会影响腰椎做前屈后伸这些活动，很多患者出现"弯不下腰""转不了身"等情况。

（3）影响腰椎的负重能力。腰椎的生理性前凸对减轻腰椎承载具有重要意义，前凸的腰椎与躯干重力线间的距离缩短，可有效减少脊柱的负荷，骨盆后倾可使腰椎前凸减小，腰椎平直，使腰椎承载加大。当出现腰椎滑脱时，腰的负重能力也受到影响，所以很多患者会觉得躺着的时候要舒服一些。同样，医生也不建议患者过多地行走站立，以免增加腰的负荷。

3. 腰椎滑脱症的概念和分类

腰椎椎体间因骨性连接异常而发生上位椎体在下位椎体上面滑移，可引起腰痛伴单侧、双侧坐骨神经痛，或马尾神经受压的症状，即为腰椎滑脱症。

若峡部断裂之后，椎体、椎弓根及上关节突和横突在下位椎体上面向前滑移者称为峡部不连性腰椎滑脱症，又称真性滑脱。此外，临床上将无峡部不连而因腰椎骨性关节炎所致的腰椎滑脱者称为退变性腰椎滑脱症，又称假性滑脱。

通过观察腰椎的 X 线片侧位片来进行腰椎滑脱的分度：将椎体上平面纵分 4 等份，若滑移时根据上一椎体下缘在下一椎体上缘上向前滑移的程度将滑脱分为 4 度。Ⅰ度滑脱为 0～25% 的移位，Ⅱ度滑脱为 25%～50% 的移位，Ⅲ度滑脱为 50%～75% 的移位，Ⅳ度滑脱为超过 75% 的移位。

腰椎滑脱症的常见症状

1. 腰痛

多数患者到医院就诊是因为出现慢性腰痛，多为间歇性，时有时无，症状多不重。长时间站立、负重及劳累时腰痛症状加重，平卧休息后可缓解。轻度腰椎滑脱症患者常常患病多年而不自知，严重者可为持续性痛，即使在休息时也会疼痛。要注意的是，当患者出现持续性的疼痛，且卧床休息未见明显减轻，或近期疼痛多次反复出现，疼痛程度逐渐加重时，应尽早就诊。

2. 一侧或两侧的下肢放射痛

当滑脱节段的神经根受到刺激时，可出现向臀部或大腿后面的放射性疼痛，但一般很少放射至小腿。

3. 间歇性跛行

患者从开始走路，或走了一段路程以后（一般为数百米），出现一侧或双侧腰酸腿痛，下肢麻木无力，以致跛行，但蹲下或坐下休息片刻后，症状可以很快缓解或消失，仍可继续行走，再走一段时间后，上述过程和状态再度出现，即很多老百姓口中所说的"走不远路，歇一歇再走，走不远再歇歇"。此症状由滑脱节段导致的椎管狭窄而引起。

要提醒大家的是，并非所有的滑脱都有临床症状，有些人是在体检时无意中发现的。而且就算因腰痛就医的患者，即使 X 线片上发现有峡部崩裂或腰椎滑脱，也不一定是引起该症状的原因。也就是说，有很多患者虽然看片子有滑脱，但是自己身体并没有哪里不适，这其实是人体代偿、腰部适应了滑脱之后的结果。有些患者会一直没有症状，而另有些患者可能会因为后期的运动、劳累才产生腰腿痛等症状。

4. 腰部过度前凸

患者站立时腰前凸、臀后凸明显，腹部下垂及腰部变短，腰部僵硬，活动受限。腰骶交界处可出现凹陷或横纹，腰 4、腰 5 棘突处可呈台阶状。

5. 压痛

医生在按压腰部时，按触到患者的滑脱椎体的棘突及其上下韧带时常有压痛。重压、叩打腰骶部可能会引起腰部及双侧坐骨神经放射痛。

6. 马尾神经症状

个别患者骶尾部、会阴肛周等部位可有鞍状麻木区及大小便失禁，甚至下肢不完全性瘫痪的情况。此时，提示椎体前移程度较重，马尾神经牵拉和挤压严重，这种情况应尽早进行手术治疗解除对神经的压迫。

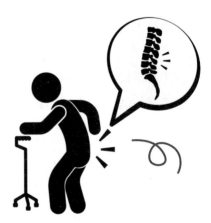

腰椎滑脱症患者的腰痛症状多为间歇性

诱发腰椎滑脱症的危险因素

1. 年龄

腰椎滑脱症的发病率随着年龄的增加而增加，且女性高于男性。在国内，老年男性的发病率约为 19.1%，老年女性的发病率约为 25.0%。这与腰椎的退变相关。

2. 内分泌因素

内分泌功能紊乱，导致脊柱局部结构改变，如骨质疏松、椎间盘退变、软骨的退变及钙化，都会破坏脊柱的稳定。女性在妊娠期、绝经期的雌激素下降与腰椎滑脱有着密切的联系。

3. 职业因素

一般来说，重体力、高负荷的职业会增加腰椎滑脱的发生，如司机、IT 工作者、教师等职业人群呈高发趋势，尤其是重体力劳动者，在强迫体位下长期高负荷劳作，会加速腰椎的退变。

4. 体重指数

肥胖在一定程度上会加大腰椎间盘的负担，加快腰椎间盘变性，这也是引发腰椎滑脱的重要原因。

5. 缺乏锻炼

长期缺乏有效的腰背部肌肉锻炼，导致腰椎躯干肌群力量、功能的减弱，从而影响腰椎的稳定性。

腰椎滑脱症的治疗方法

当出现腰痛时，可自行采取以下几种方式进行自我治疗：卧床休息，自行购买膏药贴敷在疼痛部位，热敷腰部。

如采取以上几种方法后，疼痛症状仍未见缓解，应尽早就诊。就诊科室选择骨伤科／脊柱科，就诊医院以就近便行为原则，就诊时携带以前曾做过的相关影像检查资料。

初诊患者一般需行 X 线检查，有时会根据病情需要再行 CT、磁共振成像检查。医生会根据症状、体征及相关影像学检查明确诊断，从而做出相应的治疗方案。

1. 非手术治疗

对于病史短、症状轻、Ⅱ度以内的滑脱及年龄大、体质差不能耐受手术者，可采用非手术治疗方式进行对症干预。

（1）中药内服：本病的发生，无论为先天性还是后天劳损所致，肝肾亏虚，筋骨失养为其内因，在此基础上再根据病症进行辨证施治。

中药内服法以在家熬制草药自行服用效果最佳，也可选择医院代煎、中药颗粒剂冲服等方式。目前也有较为方便的中成药供患者选择。如患者症状以腰背疼痛僵硬为主，检查可见退变为主的骨性关节炎表现，可选择痹祺胶囊、藤黄健骨胶囊等；如症状以间歇性跛行、腰腿疼痛为主，检测可见黄韧带肥厚、椎管狭窄等表现，可选择丹鹿通督片等。具体的中药、中成药的选择要根据医生的临床诊断来进行。

（2）中药外治：可用中药配方（海桐皮、透骨草、乳香、没药、当归、花椒、鸡血藤、川芎、红花、威灵仙、白芷、防风、甘草等）热敷，以活血通络止痛。

操作方法如下：

第一步，将中药放入布口袋并用绳子扎紧口袋（以下称为"药袋"），用水将药袋稍稍淋湿，于蒸锅上蒸煮；

第二步，待开锅后再蒸 15 分钟，取出药袋，稍凉一凉，以患者能接受的最大热度为宜；

第三步，将塑料布铺在床上，其上放置装有热水的胶皮暖水袋，将药袋放在暖水袋上；

第四步，患者平躺，使患处紧贴药袋，用药时间为半小时，每天 1～2 次。

同时为了充分利用中药，可将热敷后的药袋煮水泡脚。

热敷法的注意事项有三点：

一是要防止烫伤，尤其是小孩、老年人，及有瘫痪、糖尿病、肾炎等血液循环不好或感觉不灵敏的患者，使用热敷时应随时检查局部皮肤的变化，如有发红起泡现象时，应立即停止。

二是要注意热敷疗法虽然使用广泛，但也有不宜热敷的疾病，如皮肤破损、开放性损伤等疾病，就不适宜采用热敷疗法。

三是应注意药物过敏反应，少数患者会出现皮肤红肿、瘙痒等过敏症状，需及时停药，对症处理。

（3）西药口服：如果腰腿痛明显，医生可对症给予非甾体抗炎药镇痛，一般建议短期服用，"痛减即止"；神经营养药物（如甲钴胺分散片等）的服用周期较长，一般1～3个月。

（4）佩戴腰围：腰围佩戴是治疗腰椎滑脱症的常见手段之一，可以通过限制腰部和腰骶关节活动，增加脊柱的稳定性。一般建议患者在出门、工作时佩戴。

（5）手法治疗：是非手术治疗腰椎滑脱症的主要方法之一，其治病机理是针对腰椎滑脱的病理改变，恢复脊柱的内外平衡，纠正椎间关节紊乱，缓解肌肉痉挛，剥离粘连，改善血液循环，减少对神经根的压迫，降低致痛物质的含量，减轻神经末梢的疼痛刺激，从而达到缓解症状，防止滑脱进展的目的。一般先行理筋手法，再行正骨复位手法，最后再行理筋手法。但不是所有的腰椎滑脱症患者都可以用手法进行治疗，如先天性、创伤性、峡部断裂型禁用此法。

（6）针灸治疗：取腰部阿是穴、肾俞、命门、环跳、委中、束骨等穴，行平补平泻法，针刺得气后，留针或用电针机通电留针30分钟。取穴的主要依据是：先取阿是穴解除患者腰部疼痛的症状，然后根据经络原理，取肾经及督脉穴位。诸穴合用，有缓解疼痛、舒筋活络、扶正祛邪之功。

（7）针刀治疗：小针刀可以直接剥离瘢痕组织，松解粘连，改善血运，阻断肌肉紧张和疼痛之间的恶性循环，促进病变组织修复，恢复力学平衡。

（8）牵引治疗：患者仰卧于硬板床上，在第1、第2骶椎之间将臀部垫高21.5～31.5厘米，行腰椎牵引，牵引重量由轻到重，牵引时间20分钟。

（9）物理治疗：包括红外线照射、超短波照射、中药离子导入、中频电疗、超声药物透入、蜡疗、神灯、干扰电、半导体激光照射等治疗，具有促进血液循环和炎性水肿吸收及血肿消散、增强组织代谢、缓解肌肉痉挛、松解粘连、减轻疼痛等作用。

（10）功能锻炼：通过有效地锻炼腰背肌、胸腹肌及韧带的功能，能加强脊柱的外在平衡，有助于恢复失稳的脊柱内在平衡。可通过不断前后滚翻，调动腰部躯干的前后肌群，形成把向前滑移的腰椎向后方牵拉、骶椎向前牵拉趋势，促成滑脱的腰椎恢复稳定性。

非手术治疗的方式有很多，患者应按医生的医嘱选择适合自己的治疗方式。

2. 手术治疗

对于腰椎滑脱明显——滑脱程度大于30%～50%（即Ⅱ度以上），滑脱角大于45度，腰骶区有明显后凸畸形，腰骶段脊柱失稳者；或有持续性腰痛，影响正常活动和生活，有神经根或马尾受压的症状和体征，经非手术治疗不能减轻症状者，建议施行手术治疗。手术通过减压、复位、内固定、融合等方式来达到解除神经压迫和恢复腰椎稳定性的效果。

骨科医生的健康公开课

腰椎滑脱症患者如何进行自我调护

卧床休息：在急性期，尽量卧床休息，减少腰椎的旋转、屈曲、后伸等活动，以减少腰椎不稳定节段对神经根、硬膜囊等组织的刺激。

减轻体重：特别是对于肥胖患者来说，减轻体重更为重要，它能减少腰部前凸的拉应力。

减小腰椎的负荷：尽量避免做引起腰椎高负荷的动作（如搬抬重物、长时间固定姿势等），如不得已进行时，应佩戴腰围保护。

功能锻炼：腰椎滑脱症的发生不是一朝一夕的事，长期坚持腰背肌、胸腹肌的功能锻炼才能见到效果，同时要注意防止腰部过伸活动。

心理调护：接受健康宣教，充分认识本病，消除顾虑，积极配合治疗。

腰椎滑脱症健康问答

1. 腰椎滑脱后可以恢复吗？诊断时需要做哪些检查？

答：当腰椎发生滑脱后，一般情况下大多数患者无法通过非手术治疗方式使滑脱的椎体恢复到原来的状态，少数轻度假性滑脱患者可通过手法、牵引疗法再配合长期有效的功能锻炼使滑脱椎体复位。

诊断腰椎滑脱症，首先要做的检查是腰椎的 X 线检查，需要拍摄正位片、侧位片、斜位片、功能位片。正位片可判断是否有先天脊柱裂；侧位片可直观判断椎体滑脱程度；斜位片通过观察椎体峡部的状态鉴别滑脱的"真假"性；通过功能位片的对比判断滑脱节段的稳定性。其次，根据病情需要选择腰椎 CT 检查，腰椎 CT 的优势在于可明确显示腰椎的骨质改变情况，可补充显示腰椎峡部状态。临床上重度腰椎滑脱症患者可伴随出现后纵韧带、黄韧带的骨化情况，CT 检查可明确伴发症状，利于治疗方案的制订。当患者出现有下肢神经症状或马尾神经症状时，须拍摄腰椎磁共振成像，腰椎磁共振成像可清晰显示椎管内脊髓神经的受压情况，为病情评估、手术方案制订、疾病预后等提供参考依据。

2. 腰椎滑脱症和腰椎间盘突出症、腰椎失稳症、腰椎管狭窄症有什么区别？

答：四者皆可引起腰痛症状，但是形成的原因各异。

腰椎滑脱症是指腰椎椎体间发生错位，一般是上位椎体较下位椎体的向前或向后移位，椎体错位引起椎管改变，刺激神经，从而引起腰痛等一系列症状。

腰椎失稳症多为功能性的，指腰椎节段活动范围超过正常生理活动范围，从而引起腰部酸胀无力、疼痛等症状，严重者可发展为腰椎滑脱症。

腰椎间盘突出症是指两椎体之间的腰间盘髓核被挤出纤维环，继而刺激压迫神经，导致腰腿痛、腿麻等症状。

腰椎管狭窄症指由腰椎管神经及血管所占空间减少所导致的臀部或下肢疼痛，可伴有或不伴有腰痛。间歇性跛行是腰椎管狭窄症的特有症状，其症状与活动及体位有关，休息、坐立及前屈时能够缓解，磁共振成像检查可以明确椎管狭窄症的诊断和狭窄程度，必要时该病需手术治疗。有时腰椎间盘突出、腰椎向后滑脱等都会造成腰椎管狭窄症。

腰椎滑脱后，异常的腰椎结构会导致腰椎的神经根受到长期的刺激和压迫，从而引起神经的病变，严重者会出现大小便失禁、下肢不全瘫痪等。长期的强迫体位和异常应力，会导致脊柱畸形。在运动能力上，患者由于椎体稳定性差，在发病后不能够进行一些负重的活动，像背负重物、长距离步行，或者是做跳跃一类的动作；同时反复的腰腿疼痛会严重干扰患者的正常生活和工作，增加患者的心理负担。

3. 药物对治疗该病是否有效？

答：腰椎滑脱症患者合理使用药物可有效缓解症状，减轻痛苦，但药物不能使滑脱的腰椎复位。

止痛药物可快速缓解急性期引起的疼痛症状，一般建议患者无法忍受疼痛时服用，疼痛减轻后停用。使用止痛药物时需注意其引发的胃肠道不良反应，患有胃病者更要注意。神经营养药物可改善腰椎滑脱症所引起的神经症状，预防神经的进一步损伤。

4. 腰椎滑脱症患者如何正确佩戴腰围？

答：需选择具有一定限制和支撑作用的腰围，如带有金属条，且上可达肋弓下缘，下抵臀裂的。在佩戴松紧度上，后侧不宜过分前凸，前方不宜束扎过紧，应保持腰椎良好的生理曲度，一般可以先试戴半小时，以不感觉胸闷或者呼吸受限为宜。在佩戴时间上，一般不超过3个月，因为长时间佩戴会使腰部肌肉废用性萎缩，产生依赖性。在佩戴期间，当卧床休息时应及时取下腰围。

5. 腰椎滑脱症患者有哪些运动宜忌？

答：腰椎滑脱症患者平时以非负重类锻炼为主，主要包含腰背肌和胸腹肌，可选择的运动有游泳、骑自行车和慢速跑步等，运动量不宜过大。注意避免剧烈和大幅度的运动，如跑跳类运动。在急性期间，严格卧床休息，宜选择硬板床，卧床姿势以平卧为主，也可选择侧卧或俯卧，卧床时间一般建议在2～4周。卧床期间，可在床上做一些简单的四肢运动，如蹬腿、伸胳膊等；缓解期，可做腰背肌锻炼，如三点支撑法、五点支撑法等。也可做抱膝滚腰动作改善腰部肌肉紧张状态：仰卧位，屈髋屈膝，两大腿尽量贴近腹部，双手交叉抱住小腿，做前后翻滚动作，每次 30～50 次，早晚各一次。

6. 腰椎滑脱症患者在什么情况下需要采取手术治疗？

答：对于经严格保守治疗 3 个月无效、重度腰椎滑脱（Ⅱ度以上）、创伤性、峡部裂等患者，建议采取手术治疗，尤其伴有马尾症状且症状加重者须尽早进行手术治疗。根据滑脱的类型、滑脱的程度以及腰椎的退变情况等，可选择开放手术或微创手术，通过手术直接去除神经压迫物，植入内固定物和椎间融合物使腰椎滑脱节段复位和融合，恢复脊柱稳定。

开放手术可以充分暴露手术部位视野，在可视的条件下进行彻底减压、适度复位及加强椎间融合，得到更好的手术效果，其适用于各种腰椎滑脱症，尤其是重度以上的患者；微创手术可减少椎旁软组织的损伤、减少出血、减轻切口疼痛、缩短住院天数，对于Ⅱ度以内的滑脱已达到或超过开放手术的效果，但是对于重度滑脱微创手术是否能取得满意疗效仍不明确。在面对重度滑脱患者病变后复杂难测的局部结构时，微创手术局限的视野限制术者的操作，对于能否减压充分、减少血管神经损伤等有待商榷，故一般Ⅰ、Ⅱ度滑脱患者可选择进行微创手术。

7. 手术治疗有危险吗？

答：目前腰椎滑脱症手术技术成熟，针对不同的滑脱类型都有其对应成熟的手术方式，在充分的术前准备和先进的术中设备及可靠的生命支持系统共同支持下，可以有效保证手术的成功，大大降低手术风险。虽然有着成熟的技术和充分的准备，但滑脱手术仍会存在风险，除常规的手术风险外（如麻醉风险），可能会出现的风险有术中血管神经损伤、术后感染等。患者需要正确认识到任何手术皆可能出现意外，正确衡量手术风险与手术获益，理性面对手术，积极配合医生的治疗。

8. 手术成功后能彻底痊愈吗？术后怎样开始锻炼？

答：手术的成功并不意味着痊愈，手术只是治疗中关键的第一步，还需要后续的康复治疗和长期的自我调护。手术后可能会遗留部分神经问题，较常出现的有术后疼痛、术后下肢麻木、术前有马尾症状者功能障碍仍存在等问题，这些都需要通过相应的康复治疗慢慢改善。

　　手术后待切口疼痛减轻后（术后3天），患者就可以进行简单的肌肉训练，如抬臀、抬腿、蹬腿、脚踝运动等；后逐渐增加腰背肌功能锻炼，先以五点支撑法练习，后再练习三点支撑法；最后采取下床行走锻炼，行走时需要佩戴腰围。对于小便功能障碍者，需要有意识地进行憋尿训练，以逐渐恢复正常的功能。手术后出院3个月内建议减少活动，下床活动时需佩戴腰围支具，3个月后可以去除腰围。

第十九章 退行性脊柱侧凸症

俗语说"上梁不正下梁歪"，这里的"梁"是指在搭建房屋时起主要支撑作用的建筑部件。人类的脊柱就像房屋的梁，是人体的中轴骨骼，有负重、减震、保护和运动等功能。随着时间的推移，房梁会逐渐老化，进而发生一定程度的变形，导致房屋的结构也会随之改变。同理，人类的脊柱随着年龄的增长也会逐渐发生退行性改变。

退行性脊柱侧凸症多发于中老年人，很少在 40 岁以前发生，故又称为老年性脊柱侧凸症。与其他类型的脊柱侧凸不同，该病是一种成年以后出现的侧凸，继发于椎间盘、脊椎骨关节等结构的退行性改变，并非原发所致。作为一种严重的退变性疾病，该病的发病率约占老年退行性腰椎疾病的 6%，且随着人口老龄化的加剧，其发病率有明显增加的趋势。但许多人对这一疾病仍缺乏必要的了解，对如何尽早发现和及时治疗缺乏明确的认识。因此，为加强普通人群对该病的认识，本章内容将详细叙述退行性脊柱侧凸症的相关概念、病因、表现、治疗手段与预防方式。

退行性脊柱侧凸症的相关概念

人在自然站立时，不论从正面或背面看，正常的脊椎排列应该呈一条垂线，脊柱左右两边对称，头、颈、躯干和双下肢的纵轴应该在同一条垂线上。

退行性脊柱侧凸症是指成人骨骼发育成熟后，由于椎间盘退变及脊柱其他附件结构退变等原因，导致冠状面垂直的脊柱偏离中垂线位置，出现向侧方的弯曲，形成带有一定弧度的脊柱畸形，冠状位 Cobb（科布）角通常大于 10 度，其中不包括外伤、肿瘤等脊柱器质性病变所导致的脊柱侧凸畸形。本病多发于 45 岁以上的中老年人群，女性多于男性，发病部位多为腰段和胸腰段，累及的范围通常较小，多在第 11、12 胸椎至第 5 腰椎、第 1 骶椎之间，常伴有一系列累及椎体、椎间盘、小关节等结构的退行性改变，如腰椎前凸减小、椎体楔形改变、椎体侧方滑移、椎体边缘骨赘形成、椎管及神经根管狭窄等病变。

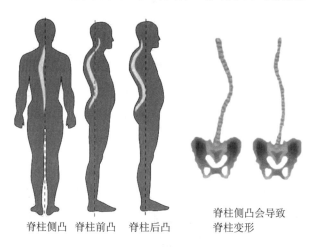

脊柱侧凸　脊柱前凸　脊柱后凸　　脊柱侧凸会导致
脊柱变形

退行性脊柱侧凸症引发的各种问题

调查研究显示，近年来退行性脊柱侧凸症的发病率明显增高，且对生活质量影响较大，因此，早发现、早就医、早治疗非常重要。与其他类型的脊柱侧凸症不同，退行性脊柱侧凸症多发于中老年人，进展缓慢，因此早期不易被察觉，但随着病程的发展，可能会出现以下体征和症状。

1. 身体形态变化

退行性脊柱侧凸症首先会导致脊柱变形，进一步会引起两肩不等高、肩胛骨左右不对称突出、胸廓畸形、腰部不对称、骨盆侧倾、长短腿等异常形态，同时影响脊柱向各个方向的活动，如向身体两侧的侧屈角度明显不对等。

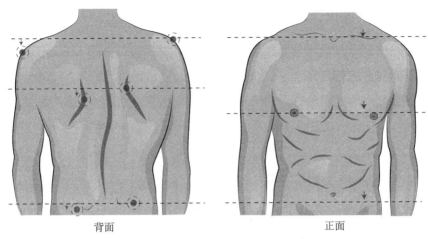

背面   正面

脊柱侧凸引起的身形变化

2. 腰背部疼痛

腰背部疼痛为退行性脊柱侧凸症患者最常见的临床表现，约有90%的患者以其为首发症状。由于退行性脊柱侧凸累及脊柱及周围神经肌肉系统，不仅脊柱本身会出现椎间盘突出、关节突关节脱位及增生等改变，还会出现小神经卡压、肌肉痉挛或劳损等，这些因素均可能造成腰背部的疼痛。这种疼痛通常为持续、非特异性的，多出现在侧凸畸形最严重的部位，长时间端坐、行走及劳累后加重，卧床休息后可以减轻，如同时合并脊椎节段性不稳定时，疼痛可在屈伸活动中加重。

3. 间歇性跛行

退行性脊柱侧凸症患者出现间歇性跛行的概率仅次于腰背部疼痛，且主要为神经源性间歇性跛行。与血管源性跛行不同的是，退行性脊柱侧凸症患者于站立行走时下肢疼痛加重，身体前屈或坐位时疼痛缓解，且不伴有血管病变和肤色改变。该症状多因患者在行走时脊柱侧凸处的局部脊神经根被压迫或者牵拉，激惹神经，引起下肢受累神经支配区域疼痛，导致患者无法坚持行

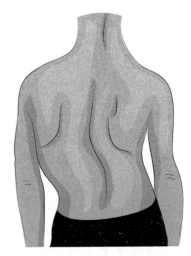

退行性脊柱侧凸症会累及脊柱及周围神经肌肉系统

走，而当身体前屈时，神经根的活动空间相对增大，神经压迫减轻，疼痛也随之缓解。

4. 下肢神经根性疼痛

下肢神经根性疼痛是由于脊柱侧凸导致椎管狭窄，引起神经根受压缺血的表现，通常发生在侧凸的顶点部位，往往引起腰 3 或者腰 4 神经根受压，具有典型的神经定位表现。脊柱畸形凹侧相对的下肢症状常因椎间孔狭窄引起，凸侧则常由相对应部位的侧隐窝狭窄引起。

5. 马尾神经症状

随着病情的进展，椎管周围的骨性结构及纤维结缔组织开始逐渐退变，并常伴发非对称性增生，会导致椎管管腔狭窄，刺激其中的脊神经根及马尾神经，从而引起一系列症状，对消化道、泌尿生殖道都有影响，严重的椎管狭窄可能会导致大小便功能障碍，并出现会阴和肛周感觉异常。

退行性脊柱侧凸症的常见危险因素

脊柱作为人体主要的承重器官，会随着年龄的增长而逐渐产生退变。许多不利因素还可能加速脊柱的退变过程，增加退行性脊柱侧凸症发生的风险。退行性脊柱侧凸症的常见危险因素有以下几种。

1. 年龄

退行性脊柱侧凸症好发于 45 岁以上的中老年人群，其发病率随年龄的增长而增加，其中年龄小于 45 岁者为 2%，60 岁之后的患者为 15%。随着年龄的增长，椎间盘、关节突以及椎旁肌肉等组织的退变均可能引起脊柱相应节段的受力不平衡，逐渐导致脊柱侧凸畸形，从而加重脊柱负重并改变其受力方向，加快侧凸的进展。

2. 性别

女性退行性脊柱侧凸症的发病比例高于男性，男女发病比例约为 1∶2.4，且随着年龄的增大，女性所占比例呈上升趋势。这是因为女性绝经后激素水平的变化常会导致骨代谢异常，引起骨质疏松，从而导致女性患者脊柱侧凸症的发生率升高。有研究表明，65 岁以上患有骨质疏松症的妇女更易发生退行性脊柱侧凸症。

3. 骨质疏松

随着年龄的增加，老年患者多伴有不同程度的骨质疏松症状及椎旁肌力下降，该类患者在背部压力较大时容易发生非对称性的椎间隙塌陷以及椎体压缩性骨折，造成相应节段的脊柱力学失衡。塌陷或压缩一侧的椎体负重增大，骨质疏松的椎体在压力作用下可进一步发生微小骨折，从而增加脊柱侧凸症发生的风险。另有研究指出，发生骨质疏松的老年人群出现退行性脊柱侧凸症的概率是未发生骨质疏松人群的 3～6 倍，因此，临床可将骨质疏松视为退行性脊柱侧凸症开始的信号。

4. 生活习惯

部分不良生活习惯往往也会增加退行性脊柱侧凸症发生的风险，如习惯性跷二郎腿、长期使用单侧肩膀背包或者扛重物、长期坐姿不良等，这些生活习惯都会导致背部肌肉张力不对称，脊柱两侧受力不均。长此以往，就会导致退行性脊柱侧凸症的发生。

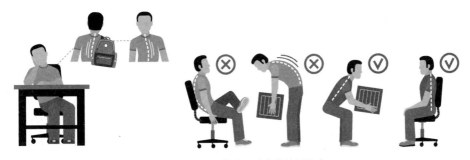

长期采取不良姿势容易引发脊柱侧凸症

退行性脊柱侧凸症的临床检查

1. 病史采集

退行性脊柱侧凸症患者通常因腰背痛、间歇性跛行、腿部麻木疼痛等症状就医，病程一般较长，长时间端坐、行走及劳累后加重，卧床休息后可以减轻。

2. 体格检查

退行性脊柱侧凸症患者存在一些特殊的体征，主要包括：

（1）肩膀高度不一致：即凸侧的肩膀较高。

（2）肩胛骨与脊柱之间的距离不一致：凹侧的肩胛骨较靠近中线。

（3）肩胛骨一高一低：凹侧的肩胛骨下角较低。

（4）髂骨高度不一致：凹侧髂骨嵴的位置较高。

（5）手臂与躯干的位置不一致：凹侧的手臂看起来比较靠近躯干。

（6）弯腰时背部两侧高低不一：凹侧背部低于凸侧。

（7）由于退行性脊柱侧凸症会导致椎管狭窄，压迫神经根，可能出现直腿抬高试验、股神经牵拉试验阳性，以及膝跳反射减弱或消失等体征。

3. 影像学检查

影像学检查对退行性脊柱侧凸症的诊断至关重要，通常包括X线、CT、磁共振成像和脊髓造影，目的是评价退变程度、明确疼痛来源和神经受压情况、了解冠状面及矢状面上的平衡。

（1）X线检查：作为诊断退行性脊柱侧凸症首选的检查项目，X线检查可以比较直观地显示脊柱的整体形态，有助于确定侧凸的弯度、部位、性质、旋转、代偿性、柔韧性等。实际拍摄时会拍摄不同角度，主要包括：站立位全脊柱正侧位片、左右侧屈曲位片和过伸过屈位片。该检查中重要的测量参数包括：Cobb角、上下端椎终板倾斜度、顶椎旋转和滑移、最大侧方移位等。测量以上指标可以充分了解矢状面、冠状面以及整体的平衡情况，据此对退行性脊柱侧凸症进行分型，对治疗策略、具体手术方式的选择及预测治疗效果具有重要意义。

（2）CT检查：CT对脊柱、脊神经根病变的诊断具有优势。它能清晰显示椎体及其周围的骨性结构，同时显示X线检查中显示不清的部位（如颈胸段等）。另外脊柱CT三维重建能直观显示脊柱的畸形部位，可为手术决策提供重要的影像学信息。

（3）磁共振成像检查：磁共振成像检查对软组织结构分辨力强，不仅能观察病变部位、范围，且对水肿、神经压迫、血肿、脊髓畸形等病理因素的判断具有重要意义。因此，该检查对于合并下肢神经症状的患者更为重要，可用于评估中央管及侧隐窝狭窄的程度、显示各椎间盘退变的情况、排除椎体和椎管内占位性病变，但其对骨性结构显像情况较差，需要补充完善 X 线、CT 检查。

（4）脊髓造影：退行性脊柱侧凸症不仅要了解脊柱或椎骨畸形，同时要了解椎管内有无并存的畸形。脊髓造影有助于了解有无骨性畸形同时合并有神经系统畸形。但该检查为有创检查，目前已不作为常规检查手段。

退行性脊柱侧凸症的分型

1. 中医认识

退行性脊柱侧凸症属于中医"痹症""腰痛"的范畴，可将病因归纳为内外两种因素。

肾气亏虚为退行性脊柱侧凸症的内因。人的一身之骨，由肾所主，《素问·上古天真论》有言："女子七七，任脉虚，太冲脉衰少，天癸竭，地道不通，故形坏……丈夫七八，肝气衰，筋不能动。天癸竭，精少，肾脏衰，形体皆极……"女子七七之年，男子七八之数，均在退行性脊柱侧凸症易于发病之时，文中提到人的形体也在此时到达"极限"，究其原委，与肾气的自然衰败有关。长期的慢性劳损易导致肝肾亏虚，筋骨失养，使筋对骨的维系力量减弱，因而"筋不束骨"，从而可能出现退行性脊柱侧凸症。《医林绳墨》更是明确指出："大抵腰痛之症，因于劳损而肾虚者甚多……盖肾虚而受邪，则邪胜而阴愈消，不能荣养于腰者，故作痛也。宜以保养绝欲，使精实而髓满，血流而气通，自无腰痛之患。"由此揭示本病患者的"腰痛"源于肾虚。

而外因，则有风寒湿邪、痰瘀以及外伤。《素问·痹论》曰："风寒湿三气杂至，合而为痹也……"《丹溪心法·腰痛》也指出："腰痛主湿热、肾虚、瘀血、闪挫、有痰积。"

2. 西医分型

由于退行性脊柱侧凸症患者年龄跨度大，病因多样，涵盖了广泛的影像学表现和临床表现，所以西医关于此病的分型尚未达成共识。

例如按照 Aebi 分型，成人脊柱侧凸包含退行性脊柱侧凸症、特发性脊柱侧凸症、继发性脊柱侧凸症三类。成人脊柱侧凸症成因复杂，尤其侧凸进展明显后更是难以区分各类型。在影像检测日趋成熟的今天，骨盆投射角、骨盆倾斜角、矢状垂直偏距等一些参数为手术治疗提供更多的依据，越来越受到业界的重视。所以参考影像资料提出的成人脊柱侧凸分型 SRS-Schwab 系统，就成为退行性脊柱侧凸分型的选择。

在我国，也有医疗机构提出退行性脊柱侧凸症的分型系统。北京积水潭医院通过总结院内治疗退行性脊柱侧凸症的手术临床资料，提出了 JST 分型系统，每种分型的组成分为三个部分，分别用罗马数字、大写字母、阿拉伯数字表示，每个部分存在两种不同情况，排列组合共得到 8 种类型，即ⅠA1，ⅠB1，ⅡA1，ⅡB1，ⅠA2，ⅠB2，ⅡA2，ⅡB2。

退行性脊柱侧凸症的治疗

1. 非手术治疗

非手术治疗适用于病情较轻的患者，如果患者的腰背疼痛可以耐受，无明显的根性跛行，椎管狭窄也不重，同时影像学检查显示在矢状、冠状位上基本保持平衡，则可以考虑非手术治疗。主要包括：中药治疗、推拿手法、针灸治疗、西药治疗、物理疗法、牵引治疗等，均可起到缓解症状及治疗疾病的功效。

例如口服中医制剂，根据医生的辨证及治疗经验，随方遣药，或补益肝肾，或行气化瘀，或祛风，或散寒，或除湿，或清热。清代医家陈士铎在《辨证录·腰痛门》中记录方剂"三圣汤"，药用杜仲补肝肾，强筋骨；白术补脾除湿，宽腰理气；山茱萸滋补肝肾。三药合用，补益温养，利腰脐之气，具祛湿散寒之功。常用方剂还有独活寄生汤、金匮肾气丸、补阳还五汤等供加减化裁，患者需遵循医嘱服用。

中医推拿外治疗法一方面可以减轻或解除紧张的韧带和痉挛的肌肉对神经的卡压，缓解疼痛的症状，另一方面可结合手法调整脊柱小关节以及椎体之间的关系，恢复腰椎生理曲度，减少脊柱不对称的力量负荷。针灸治疗方面，有实验表明，对于退行性脊柱侧凸伴有下肢疼痛的患者，在无牵引禁忌证和强手术适应证等情况下，电针结合牵引治疗，相比于单纯牵引来说，在改善疼痛提高患者生活质量，甚至Cobb角的矫正方面，效果更佳。

　　非手术治疗方式方法多样，重点在于早发现，早做干预。另外，退行性脊柱侧凸症的病因复杂，各保守治疗方法作用机制不一，故多种方法联合运用往往可增强治疗效果。

2. 手术治疗

　　可采取的手术方案入路有侧路、后路以及前后联合入路。涉及减压、矫形、稳定和融合等步骤。手术方式主要为单纯减压、减压后短节段融合固定以及减压后长节段融合固定，在选择上，手术医师会具体化分析每个患者，综合患者年龄，全身检查情况，腰痛或下肢疼痛情况，X线片脊柱稳定性、有无失衡，CT和磁共振成像评估椎间盘退变、突出，椎管狭窄等情况，为患者选择最合适的手术方案。

　　需要强调的是，手术的主要目的是解除疼痛、防止侧凸进展、重建脊柱的平衡和恢复正常的功能，而非必须对侧凸的脊柱进行矫正。

骨科医生的健康公开课

退行性脊柱侧凸症患者如何进行康复锻炼

　　一般不需手术的患者需注意调整工作、生活的姿势，加强腰背肌功能锻炼，如燕飞、五点支撑法等。对于手术治疗的患者，术前要进行心理护理、肺功能训练、手术体位等训练。术后需注意生命体征、胃肠道功能、脊髓神经功能、引流情况及皮肤切口等多方面的观察与护理。

　　手术患者术后早期合理的功能锻炼可以减少并发症的发生，为早期离床活动创造条件。术后患者疼痛减轻后，即可在医生的指导下在床上做直腿抬高练习和深呼吸运动，术后7～14天可佩戴支具离床活动。活动强度因人而异、循序渐进，忌腰部弯曲、扭转及提取重物，以防椎弓根螺钉松动等意外发生。3 个月内多卧床休息。

本病的转归不同。有报道称，无论这类侧弯发生在何时，每年均会进展 1～6 度，平均每年进展 3.3 度，侧弯大约能达到 60 度。

退行性脊柱侧凸症健康问答

1. 本病什么情况下应该做手术？

答：患者经过长期保守治疗，腰腿疼痛或下肢间歇性跛行得不到改善，严重影响了生活质量；或影像资料显示明显的脊柱不稳、失衡，侧凸进行性加重，甚至出现大小便失禁的严重症状时，患者应在健康状况允许的条件下选择手术治疗，阻断病情进一步发展。

2. 医生常说的 Cobb 角是什么？

答：临床上常用对脊柱侧弯角度的测量，来评估脊柱侧弯的严重程度，常用 X 线片为脊柱标准全长的正位相来测量 Cobb 角，反映测量脊柱的侧弯角度。

第一步：确定侧弯的端椎。上、下端椎是指侧弯中向脊柱侧弯凹侧倾斜度最大的椎体。脊柱侧弯凸侧的椎间隙较宽，而在凹侧椎间隙开始变宽的第一个椎体被认为不属于该弯曲的一部分，因此其相邻的一个椎体被认为是该弯曲的端椎。

第二步：在上端椎的椎体上缘画一横线，同样在下端椎椎体的下缘画一横线。对此两横线各做一垂直线。

第三步：该二垂直线的交角就是 Cobb 角。注：对于较大的侧弯，上述两横线的直接交角亦等同于 Cobb 角。侧弯的角度由此而测得。

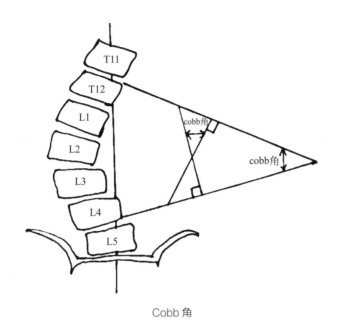

Cobb 角

3. 为什么患者走路活动时，会出现间断的下肢酸疼或麻木无力？

答：在本病中，患者伴随腰椎管狭窄，直立时椎体及神经根的压力负荷增大，行走时下肢肌肉的舒缩活动进一步促使神经根部血管生理性充血，继而静脉瘀血以及神经根受牵拉，出现缺血性神经根炎，从而出现腰腿疼痛、下肢麻木、无力等症状。当患者休息后，神经根的压力降低，因此症状也随之减轻、消失。

4. 为防止病情进一步发展，患者需要警惕哪些症状的出现？

答：当患者脊柱侧弯情况进一步进展，出现大小便失禁，肛周麻木等马尾神经受压的表现，或者腰背疼痛，腿疼麻木症状严重得不到缓解，甚至由于脊柱畸形出现肺功能障碍时，需要考虑进一步手术治疗。

5. 针灸、推拿、牵引等方法能不能医治好"我"的病痛？

答：针灸、推拿、牵引理疗等保守治疗方法适用于病情较轻的患者，如果您的腰背疼痛可以耐受，无明显的根性跛行，椎管狭窄也不严重，同时影像学检查显示在矢状、冠状位上基本保持平衡，则可以考虑保守治疗。正规的针灸、推拿等外治手段能有效缓解症状，减轻疼痛，但是当病情持续进展时，需要听从专科医师的建议，必要时在身体等各方面条件允许的情况下进行手术治疗。

6. 如何预防此类疾病？

答：在日常生活中，尤其是长时间劳作过程中，尽量避免脊柱长期左右负重不均衡，注意坐姿，维持脊柱竖直的姿势。勤于锻炼，加强背部肌肉力量，注意核心肌群的均衡锻炼，如燕飞、四点支撑法、五点支撑法等。老年人则需格外注意骨质疏松的发生，每半年到一年应进行一次骨密度检查，提早发现骨质疏松，并进行有效治疗。

7. 手术后可能出现哪些并发症？

答：一般认为患者高龄、合并症多、手术时间长、多节段融合是术后发生早期并发症（＜3个月）的危险因素。可能出现大量失血、神经损伤、感染、假关节形成、心血管系统并发症、内固定物断裂、肺炎、深静脉血栓等危险。手术晚期并发症则主要是假关节形成和邻近节段退变。

第二十章　特发性脊柱侧凸

我国古代用"龟背"一词来形象描述脊柱发育畸形，在《小儿卫生总微论方》中提到："小儿有龟背者，由儿在婴小时，脊骨未成，强令独坐，则背隆阜。"现在，对脊柱畸形的描述更加系统全面。特发性脊柱侧凸就是其中最常见的畸形之一，占整个脊柱侧凸的80%，以女童多见。它是造成青少年残疾的常见原因之一，对患者家庭和社会带来极大影响。

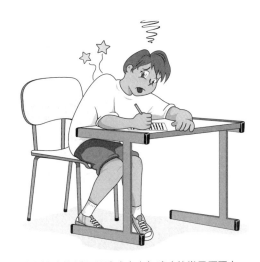

特发性脊柱侧凸是造成青少年残疾的常见原因之一

脊柱侧凸又称为脊柱侧弯，是指脊柱在三维空间上一种复杂的畸形，包括冠状面的侧凸、矢状面上生理性前凸和后凸的改变以及轴位上椎体的旋转。在众多脊柱侧凸类型中，青少年特发性脊柱侧凸是常见的一种类型。

根据其发病年龄又分为婴儿型（0～3岁）、少年型（3～10岁）及青年型（10岁以后）。

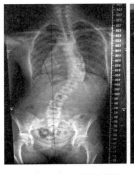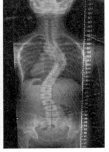

脊柱侧凸X线片

特发性脊柱侧凸的发病原因

特发性脊柱侧凸的原因不明，可能与以下因素有关：遗传因素；骨骼系统发育异常；内分泌及代谢调节系统异常；中枢神经系统功能异常；结缔组织异常。

影响特发性脊柱侧凸发展的因素有：侧凸的度数；脊柱生长潜能；生理年龄、骨龄；椎旁肌生长不对称等。

严重的特发性脊柱侧凸可影响心肺功能，使胸腔的容积变小，呼吸不充分造成机体缺氧。畸形的外观会让青少年心理产生严重的自卑感。

有研究发现，约有 78% 的骨骼未发育成熟者，当侧凸度数大于 30 度时，今后会侧凸得更严重；而侧凸度数小于 30 度，且发育成熟后的患者一般不发展，或者发展缓慢。

骨科医生的健康公开课

特发性脊柱侧凸的表现

背部畸形为主要表现，特别是站立时姿态不对称，如双肩不等高、一侧肩胛骨向后突出、前胸不对称等。

严重的脊柱侧凸可导致胸廓旋转畸形、上身倾斜、胸廓下沉、躯干缩短。患者由于胸腔容积下降造成活动耐力下降、气促、心悸等，少数患者可出现腰痛。

部分脊柱侧凸是无意中发现的，临床畸形不明显。

当发现脊柱侧凸时，需及早就医，治疗越早，效果越好。

特发性脊柱侧凸的临床检查

1. 物理检查

特发性脊柱侧凸的体格检查对于发现早期的侧弯尤为重要。

（1）一般情况：患者充分暴露上身，仅穿短裤，观察其健康状况、语音语态、第二性征、步态、皮肤状况以及是否有关节松弛和僵硬。特发性脊柱侧凸患者除身高略高于同龄人外，一般情况均为正常。

（2）躯干：站立位测量双肩是否水平，以及臀部裂缝至颈 C₇（第 7 颈椎）重心垂直的距离。观察胸椎是否有生理后凸的减小或前凸。让患者前屈时，可明显显示出胸廓的旋转畸形和肩胛骨的不等高，即"剃刀背畸形"。

（3）神经系统：注意沿着背部中线皮肤部位是否有色素病变、皮下肿块、脂肪瘤、血管瘤、黑痣、局部皮肤凹陷和毛发等，这些体征强烈提示存在脊柱 - 脊髓的发育性畸形。仔细检查腹壁反射和双下肢的肌力、感觉、反射和可能存在的病理反射或局部肌群麻痹。

2. 影像学检查

（1）X 线：是诊断脊柱侧凸的主要手段，可以确定畸形的类型、部位、严重度和柔软性。X 线片要求在站立位下摄脊柱全长正侧位片，包括两侧髂嵴，以反映畸形的真实情况和躯干的平衡状态。

（2）CT 检查：对于前突性胸椎侧凸，CT 检查可帮助了解胸廓的畸形程度和高度旋转的顶椎是否压迫支气管或造成肺不张等。

（3）脊髓造影和磁共振成像：不常规使用，但对于一些不典型的特发性脊柱侧凸，如胸椎左侧凸、婴儿型或少年型侧凸，以及一些特发性脊柱侧凸在短时间内突然快速进展的诊断有参考价值。

特发性脊柱侧凸的治疗

1. 非手术治疗

通常根据患者的年龄、性别、剩余生长潜力、躯干旋转角度及侧凸角度的大小等因素来综合考虑合适的治疗方法。

（1）定期观察。当患者生长发育潜能较大，侧弯程度较轻时，建议在专科医生指导下配合运动、支具等定期观察，3～6 个月定期随访，避免侧凸急剧加重。

（2）运动疗法。特发性脊柱侧凸的疾病进程会出现两侧椎旁肌肌力不对称减弱、肋椎关节韧带发育不良等，通过运动锻炼可以改善两侧椎旁肌肉力量，改善脊柱两侧的平衡性，增加脊椎关节韧带的柔韧性，重塑平衡姿态，缓解侧凸。

要注意的是，运动疗法并非对所有的脊柱侧凸都是有效的。研究证实，不恰当的运动甚至会加重侧弯。因此要在正规医师指导下进行功能锻炼。

特异性训练方法包括运动感觉训练、姿势训练以及呼吸训练三方面。此外，一些简单的运动疗法如单杠训练、舞蹈训练、游泳、体操等，因其无创、方便、费用少而被广泛接受。

（3）推拿、牵引：均有一定的疗效，但其适应证较局限，且作用效果有限，须在医师指导下进行。

（4）石膏、外固定架：经大量研究证实，石膏、外固定架等支具是有效的保守治疗方案。支具主要通过矫形器的治疗对侧凸畸形提供被动或主动的矫形力，使侧凸畸形得到最大限度的矫正。支具治疗后应摄站立位脊柱全长正、侧位 X 线片，佩戴支具摄片观察侧凸矫正率是否超过 50%。如超过 50%，说明支具治疗效果满意。支具治疗中，通常需要 2～3 周才能适应支具，应鼓励患者尽快地增加佩戴支具时间。每 4～6 周复查 1 次支具情况，以防止因患者身高增长而出现支具无效。复查时，应去除支具摄站立位脊柱全长正、侧位 X 线片，根据 X 线片评价侧凸的进展或改善情况。

支具如果佩戴时间过长，易形成压疮、心肺功能下降、过敏等并发症。因此，对于支具种类的选择，佩戴时间的制订，随诊的间隔等，均应在专业医师指导下完成。

2. 手术治疗

目前常用的手术方法有后路／前路及微创手术疗法。

特发性脊柱侧凸健康问答

1. 引发特发性脊柱侧凸的原因是什么？

答：特发性脊柱侧凸的病因不明，近年发现可能与以下因素有关：遗传因素；骨骼系统发育异常；内分泌及代谢调节系统异常；中枢神经系统功能异常；结缔组织异常。也就是说，从先天出生到后天成长皆可导致脊柱侧凸，这些因素或单一或共同致病。

2. 特发性脊柱侧凸的治疗目的有哪些？

答：治疗目的是纠正畸形，恢复形体的美观，维持脊柱肌肉骨骼的动静力平衡，防止脊柱畸形进一步发展。

3. 保守治疗对此病有效吗？

答：早期的保守治疗效果明显，特别是对于脊柱侧凸度数在 10～20 度的患者，正确正规的保守治疗方法可以防止侧凸加重，还可以减小侧凸的度数，其效果对于处于生长发育时期的青少年儿童更好，也更关键。而对于年龄比较大，侧凸度数也较大的患者，保守治疗只能阻止或减缓脊柱进一步的畸形。

4. 特发性脊柱侧凸的预防措施有哪些？

答：早期发现，早期干预。平常注意多观察身体姿态，看看姿态有没有异常，有没有两侧肩膀不等高、不对称等情况，或者有没有因为脊柱周围肌肉力量失衡产生的疼痛。若有的话，就需要上医院拍 X 线片诊断。日常要注意保持姿势正确，如不跷二郎腿等。

5. 特发性脊柱侧凸的并发症有哪些？

答：会产生外观上的畸形，如剃刀背、双肩不等高、胸廓旋转畸形、上身倾斜、胸廓下沉、躯干缩短等，并且胸廓的畸形可能导致胸腔容积变小，影响心肺功能，出现气促、胸闷、活动耐力下降、肺不张等。

6. 手术治疗后要注意哪些事项？

答：术后应在专科医师指导下进行早期功能锻炼，其锻炼的核心是围绕如何改善脊柱动静力平衡失调的状态，恢复脊柱力学平衡。通过针对性的动作去锻炼脊柱周围的肌肉，增强维持脊柱姿势的椎旁肌系统，调整脊柱两侧的肌力平衡，发挥筋束骨的作用，从而共同发挥矫正作用。日常工作和生活中要避免弯腰深蹲等动作。

7. 手术治疗对身高及生长是否有影响？

答：患者在发育期前进行脊柱手术，会对其身高发育有一定的影响。就像是小树苗刚种上，结果遇上大雪给压弯了，我们就需要清除积雪，通过一些方法给它扶正固定好，让小树苗向着正常的方向去生长发育，才能成长为笔直的大树。而发育成熟后的脊柱手术则不会对身高产生影响。

8. 行脊柱侧凸矫形术后对女性生育有影响吗？

答：因为脊柱侧凸多发生于胸腰段，而不是骨盆部位，所以脊柱手术不会对生殖系统产生影响，故而可正常结婚生子。

9. 术后需要取出内固定物吗？

答：一般不需要，除非内固定物松动或者感染等特殊原因，一般无需取出内固定物。

10. 内固定物对过安检、坐飞机及行磁共振成像检查有影响吗？

答：没有。如今内固定材料均为合金材料，对过安检、坐飞机及磁共振成像检查没有影响。患者家属可在出院前请医生对内固定材料及具体的手术方式开一份书面证明。

第二十一章　骨质疏松症

　　王某，男，64岁，之前偶有腰部酸痛，但因为不影响生活，所以未予以重视。之后，逐渐出现稍做家务后腰背部疼痛加重的症状，直至卧床不起，服用止痛药无效后，才前往医院。医生为其检测了骨密度后，发现他患有严重的骨质疏松症。与王某的情况类似，很多中老年人对于轻微的腰背酸痛症状没有足够重视和及时治疗，结果导致了更严重的后果发生。由于骨质疏松症的前期症状不明显，患者很难察觉，发现时往往为时已晚，所以人们也将这种疾病称为"沉默的杀手"。

骨质疏松症的概念

　　骨质疏松症是一种代谢性全身性骨病，是以骨量丢失、骨组织的显微结构改变、骨强度的降低和骨的脆性增加、易于骨折为特点的骨骼疾病。骨组织是处在动态变化之中的器官，它的强度和结构是通过骨形成和骨吸收的平衡来维持的，这一过程被称为骨重塑，是由成骨细胞和破骨细胞共同调节的。成骨细胞数量和分化减少，凋亡增加，破骨细胞数量增加，抑制骨形成，将出现骨丢失甚至骨质疏松症。因此，成骨细胞与破骨细胞的功能对于骨质疏松症发生、发

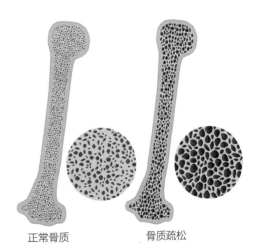

正常骨质　　　　骨质疏松

展起着关键作用。近年来，骨质疏松症的发病率逐年上升，已跃居世界最常见疾病的第 7 位。随着人口老龄化的增加，患病人数将会进一步增多，严重影响人们的健康，制约社会经济的发展。

骨质疏松症的分类

骨质疏松症一般分为三类：第一类是原发性骨质疏松症，是随着年龄增长而发生的一种生理性退行性病变，包括绝经后骨质疏松症（骨丢失过快，又称高转换型骨质疏松症）和老年型骨质疏松症（骨丢失相对缓慢，又称低转换型骨质疏松症）；第二类是继发性骨质疏松症，是一种由其他疾病或药物等因素引起的骨质疏松症；第三类是特发型骨质疏松症，多见于 8～14 岁的青少年，多有家族遗传史。

骨质疏松症会引发哪些问题

1.骨质疏松性骨痛

疼痛是骨质疏松症最常见、最主要的临床表现，多表现为钝痛，尤以腰背疼痛多见，占疼痛患者的 70%～80%。开始表现为安静状态启动时疼痛，后逐渐发展为持续疼痛，痛感多沿脊柱向两侧扩散，久坐、久站等长时间保持固定姿势、弯腰咳嗽、用力排便时加重，坐位和仰卧位减轻。椎体因骨质疏松出现楔形改变，导致胸腰椎压缩性骨折，产生腰背疼痛，出现相应部位强烈叩击痛和压痛，若脊神经受压还会引起四肢放射性疼痛、双下肢感觉运动障碍等。

2.身高缩短、驼背

由于脊椎椎体前部负重量增大，特别是第 11、12 胸椎和第 3 腰椎，椎体因骨质疏松易出现楔形改变，使脊椎前倾，形成驼背。随着年龄的增长，骨质疏松的程度加重，驼背曲度也会增大。老年人患上骨质疏松症后会导致椎体压缩，每个椎体平均压缩 2 毫米，身长平均缩短 3～6 毫米。

3.脆性骨折

骨质疏松症患者在受到轻微外力的情况下，就很容易出现骨折，这也是骨质疏松症比较常见和最严重的并发症。

常见的由骨质疏松引发的骨折有以下几种。

桡骨远端骨折：俗称"骨质疏松症的第一次骨折"，是骨质疏松症发生的明确信号。多为粉碎性骨折，易残留腕关节畸形和疼痛，进而遗留前臂、腕关节和手部的功能障碍。

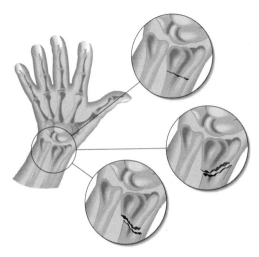

桡骨远端骨折

肱骨近端骨折：因骨骼质量差而导致骨折复位和固定困难，易并发肩关节功能障碍；也可并发肱骨头坏死、肩关节半脱位或脱位等并发症。

脊柱骨折：俗称"骨质疏松症的第二次骨折"，是老年人最常见的骨质疏松性骨折，也是老年人腰背痛、脊柱变形，身高缩短和驼背的主要原因。患者多不能自己发现，也就不会对此重视。此类骨折的发病率随年龄增加而增大，女性发生率是男性的2～3倍。

髋部骨折：俗称"人生的最后一次骨折"，是骨质疏松性骨折中后果最严重的一种，超过20%的患者会在一年内死亡。髋部骨折主要包括股骨粗隆间骨折和股骨颈骨折，几乎都须外科手术治疗。其具有高死亡率、高致残率的特点，对老年患者危害极大，发病率随年龄的增加而上升。

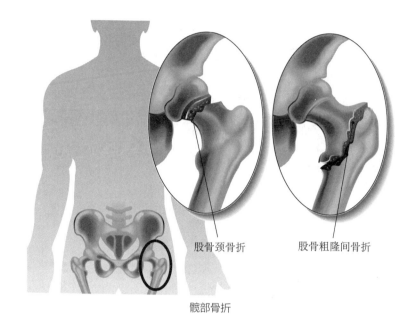

股骨颈骨折

股骨粗隆间骨折

髋部骨折

4. 呼吸功能下降

胸、腰椎椎体压缩性骨折后脊柱后凸、胸廓畸形，容易导致肺活量和最大换气量显著减少，引起呼吸系统功能障碍，出现胸闷、气短、呼吸困难等症状。

导致骨质疏松症的常见因素

1. 年龄

随着年龄的增长，人体内钙调节的相关激素分泌失调使骨代谢紊乱，骨量减少。另外，老年人消化吸收功能减退，容易造成营养缺乏，使得身体蛋白质、钙、磷、维生素等摄入量减少，加之户外活动不足，容易导致骨质疏松。

2. 性别

绝经后的女性由于体内雌激素分泌量减少，将在 10 年内出现一个骨质的快速丢失期，导致骨质疏松症患病风险增加。由于生理上的差异和激素分泌的特点，男性发病年龄较女性晚 10 年左右，但是不会出现高转换的骨丢失。另外，因运动、饮食等因素，成年女性的峰值骨量（一定性别人群骨矿物质最大含量）

比男性低，骨质的总库存量少。

3. 不良饮食习惯

饮食不均衡是引起骨质疏松症的重要因素。钙是人体内最丰富也是最重要的矿物质，占体重的 2%，其中 99% 存在于骨骼内，因此骨质疏松症的发生主要与缺钙有关。如果饮食中的钙摄入量不足，或是肠道的钙吸收减少，就会导致机体的负钙平衡。为了维持正常的血钙水平，机体会增加甲状旁腺激素的分泌等促进骨质溶解，使骨骼中的钙"迁徙"到血液中，从而导致骨质减少。

高脂类食物摄入过多，会引起机体钙营养代谢失衡，不仅可影响食物中钙的吸收，而且也可使骨钙大量"迁移"入血和尿排钙量大幅度增加。如果这种钙丢失状态长期延续，必然导致骨骼严重缺钙，骨质就会变得疏松多孔，最终引发骨质疏松症甚至骨折。

此外，长期蛋白质摄入不足，食物中缺少铜、锰、锌等微量元素，以及维生素 D 的缺乏，也会影响骨密度，导致骨质疏松症的发生。一些不良习惯，如吸烟、喝酒、喝咖啡以及碳酸饮料、饮食口味太重，都会导致钙吸收障碍，诱发骨质疏松症。

4. 光照不足

钙的吸收依赖于维生素 D 的作用，维生素 D 主要来自日光紫外线照射，然后在体内自行转化。一个人如果日常接受的阳光照射机会少，就会导致体内维生素 D 的含量不足，影响钙的吸收，增加骨质疏松症的患病风险。

5. 运动量不足

骨骼系统的功能是负重和运动，适度的负重和适量的运动均可刺激成骨细胞的活动增加骨量，肌肉越发达，骨骼吸收的钙越多，骨质相对较好。运动不足，肌肉力量减弱，骨量减少，也容易出现骨质疏松。

6. 药物因素

据相关统计显示，因药物引起的骨质疏松症占8%～15%，主要包括激素类、抗癫痫、抗凝剂等药物，这些药物容易引起成骨细胞活性降低，抑或使破骨细胞活性增加，影响骨代谢，导致骨骼钙吸收减少，骨量降低。

7. 遗传因素

目前已有相当充分的证据证明，骨质疏松症与遗传因素密切相关。骨密度在正常人群中受基因的控制，由父母双方决定，骨量丢失和遗传也有一定关系。有骨质疏松症家族史的人更容易出现骨质疏松症。

8. 基础疾病

主要是内分泌系统疾病，包括甲状腺和甲状旁腺疾病、糖尿病、高脂血症等内分泌代谢疾病，导致骨量减少，形成骨质疏松症。

骨质疏松症的诊断

骨质疏松症的诊断原则是将病史、临床表现、实验室检查、影像学检查和骨密度检测结合起来诊断。骨质疏松症的临床表现以疼痛、身高缩短或驼背以及易发生骨折为主，但前期症状往往不明显，需配合辅助检查。常用的检查方法有以下几种。

1. 实验室检查

（1）血清钙、磷和碱性磷酸酶：在原发性骨质疏松症中，一般是正常的，骨折发生数月后可出现碱性磷酸酶水平增高。

（2）血清甲状旁腺激素：主要判断是否因为甲状旁腺功能减退导致的继发性骨质疏松症。原发性骨质疏松症患者血清中甲状旁腺激素的水平可正常或升高。

（3）骨转换标志物：骨转换标志物包括骨形成和骨吸收指标，可以反映骨转换状态，可判断骨转换类型及评价骨折风险。这些生化测量指标包括：反映骨形成的碱性磷酸酶（ALP）、骨钙素（OCN）、Ⅰ型胶原 N- 端前肽（PINP）以及反映骨吸收的Ⅰ型胶原的 C- 末端交联肽（CTX）。

（4）晨尿钙 / 肌酐比值：正常比值为 0.13 ± 0.01，尿钙排量过多则比值变高，提示有骨吸收率增加的可能。

2. 骨影像学检查

（1）X 线检查：这是骨质疏松症最常用的检查方法。骨质疏松症在 X 线平片上可以表现为骨小梁稀少，骨密度降低，不过对早期的骨量丢失不敏感。如果提示骨量丢失，则应进一步行骨密度检测。

（2）CT：也是诊断骨质疏松症常见的影像学检查方法。对于细微骨折更敏感，在鉴别骨质疏松与骨肿瘤等骨病变方面很有帮助。

（3）磁共振成像：辐射小，能更灵敏地显示骨髓早期的改变。磁共振成像的脂肪抑制序列还可精确测量骨髓的脂肪含量，可用于对该病的评价，但不能用于诊断。

3. 骨密度检测

（1）双能 X 射线吸收法（DXA）：辐射量低，是目前应用最广、认可度最高的骨密度测量方法，也是诊断骨质疏松症的金标准。DXA 诊断骨质疏松症最常用的是 Z 值和 T 值。

（2）定量 CT（QCT）：是利用临床 CT 扫描的数据，结合 QCT 的质量控制和分析系统测量骨密度的方法。QCT 可同时测量多个部位的骨密度，目前多测量脊柱和髋部。腰椎 QCT 诊断骨质疏松的标准是：采用腰椎 QCT 骨密度绝对值进行诊断，取两个腰椎骨密度平均值进行诊断，体积骨密度 > 120 毫克 / 立方厘米为正常，80～120 毫克 / 立方厘米为低骨量，< 80 毫克 / 立方厘米为骨质疏松，小于 80 毫克 / 立方厘米且伴脆性骨折为严重骨质疏松。髋部 QCT 诊断骨质疏松的标准采用 DXA 的诊断标准。QCT 骨密度测量还可用于疗效检测、骨折风险评估和骨科手术前的计划，多与常规 CT 同步进行。

骨质疏松症的分级

世界卫生组织（WHO）建议：根据 DXA 测量的骨密度值对骨质疏松症进行分级，对于绝经后女性、50 岁以上男性的骨密度值加减 1 个标准差（SD）为正常值，较正常值降低 1～2.5SD 为骨量减少；降低 2.5SD 以上为骨质疏松症；降低 2.5SD 以上并伴有脆性骨折为严重骨质疏松症。对于儿童、绝经前女性和 50 岁以下的男性，其骨密度水平建议用同种族的 Z 值，Z 值 ≤ -2.0 提示骨质疏松。

骨质疏松症的预防

一旦患上骨质疏松症，会给患者的生活带来极大的不便和痛苦。由于其治疗效果缓慢，若出现骨折还可能危及患者的生命。因此，对于骨质疏松症要特别强调落实三级预防。

1. 一级预防

要从儿童、青少年做起，增加峰值骨量。具体措施有：合理的膳食结构，多食用含钙、磷高的食品，如鱼、虾、牛奶、豆制品、鸡蛋、豆类、杂粮、绿叶蔬菜等；养成良好的生活习惯，适量运动，如行走、慢跑、太极拳、五禽戏、八段锦等，多接受日光浴及增加维生素 D 的摄入以提高体内维生素 D 的含量，不吸烟、不喝酒，少喝咖啡、浓茶及碳酸饮料，低盐低糖饮食，蛋白摄入适量。女性哺乳期不宜过长，尽可能保存体内钙质，丰富钙的库存，将骨峰值提高到最大值。对有遗传基因的高危人群，重点随访，提早预防，早诊断，早治疗。

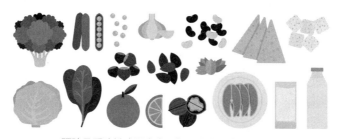

预防骨质疏松症要多食用钙、磷含量丰富的食物

骨科医生的健康公开课

预防骨质疏松症，仅靠补钙是不够的

提到预防骨质疏松症，人们首先想到的是补钙。其实，光补钙是不够的。

如果说钙是构成骨骼的"基石"，那么，维生素 D 就是把"基石"输送到骨骼当中的搬运工。如果体内维生素 D 不足，即便补充再多的钙，身体也无法有效吸收。不仅如此，维生素 D 缺乏会引起"继发性甲状旁腺功能亢进"，会引起和加重骨质疏松症。因此，骨质疏松症患者在补钙的同时，千万不要忘记补充维生素 D。

2.二级预防

此阶段预防的核心是延缓中年人群体内骨量的丢失。人到中年，尤其是妇女绝经后，应每年进行一次骨密度检查，对骨量减少迅速者，应及早采取防治对策。近年来，欧美各国的不少学者主张在妇女绝经后即开始长期雌激素替代以及钙补充治疗，同时坚持一级预防的策略，以安全、有效地预防骨质疏松症。

3.三级预防

主要针对中老年人群的骨质疏松症患者，应积极进行抑制骨吸收、促进骨形成的药物治疗以防止疾病进一步加重，避免意外受伤甚至骨折等。对中老年骨折患者应积极施行手术，实行坚强内固定，给予心理、营养、药物等治疗以遏制骨丢失，提高免疫功能及整体素质等综合治疗，避免再次骨折。

骨质疏松症的治疗

1.药物治疗

（1）西药治疗：药物分为两大类：第一类为抑制骨吸收药物，包括雌激素替代剂、雌激素受体调节剂、降钙素、二磷酸盐、雄激素以及异黄酮等；第二类为促进骨形成药，包括氟化物、合成类固醇、甲状旁腺激素以及异黄酮等。

（2）中药治疗：主要通过对患者的望、闻、问、切的四诊整体观和辨证论治处方立药，以达到改善临床症状，延缓骨量丢失，保持或增加骨量的目的。常用中成药主要有仙灵骨葆胶囊、骨疏康颗粒、金天格胶囊等，可用于补益肝肾、促进骨形成、增加骨密度，从而达到治疗骨质疏松症的目的。

2.手术治疗

只有在发生骨质疏松性骨折以后，才需给予外科手术治疗。手术后还应继续抗骨质疏松治疗，避免再次骨折。

骨质疏松症健康问答

1. 患上骨质疏松症后还可以运动吗?

答:患上骨质疏松症后更应该运动,但要讲究科学。科学运动不仅不用担心骨折,反而可以缓解疼痛、补充骨量、延缓发病进程。另外,适当运动还可以减轻焦虑抑郁,有益于心理健康,让生活更有质量。开始运动前,要咨询专业医生关于骨折的风险及运动方法,避免运动损伤以及可能的骨折,更好地达到刺激骨质增加的效果。

2. 骨质疏松症最大的危害是什么?

答:骨质疏松症最大的危害就是骨折,其中髋部骨折最为严重。发生髋部骨折后的第一年内,有超过20%的患者会死亡,主要死于骨折的各种并发症;存活的患者中,约50%因有各种骨折的后遗症而致残,生活质量显著下降。此外,对于骨质疏松症及其骨折的治疗和护理,需要投入大量的人力、物力和财力,会给家庭和社会造成沉重的负担。

骨质疏松症引发的骨折与老年人常见的肿瘤、心血管疾病相比,后者很难预防,但骨折是相对可以预防和治疗的,所以对老年人骨质疏松症要注意早预防、早治疗。

3. 骨质疏松症患者骨折后发生再次骨折的风险会不会增加?

答:首次出现骨质疏松症后,可增加后续骨折的风险,因此对骨质疏松性骨折患者应立即给予药物治疗以降低再次骨折的风险。在已有的骨折中,椎体骨折的发生是预测再次骨折的重要指标。然而椎体轻微骨折是否能预测未来脊柱和其他部位的骨折呢?有研究显示,椎体骨折的严重性可以预测3年的椎体和非椎体骨折危险。严重椎体骨折(Ⅲ度)患者的椎体再骨折风险为38%,非椎体骨折风险为14%;Ⅱ度椎体骨折的患者,椎体和非椎体骨折风险分别为24%和8%;Ⅰ度椎体骨折的患者,其椎体和非椎体骨折的风险为4%和6%。尽管综合评价椎体骨折数目和腰椎骨密度值可以预测椎体骨折风险,但骨折变形的严重程度是预测非椎体骨折风险最可靠的指标。Ⅲ度椎体骨折的女性,再次发生骨折的危险性最大。上述研究显示:椎体骨折是再骨折的重要预测因素。

4. 骨质疏松症能治愈吗?

答：骨质疏松症是否可以治愈，要看病因。如果是某些药物或者其他问题引起的骨质疏松症，在去除诱因，如停用药物或者疾病被治愈后，是可以被治愈的。如果有一些长期存在的诱因，比如截瘫患者长期卧床导致的废用性骨质疏松，是不能治愈的。在临床中遇到的大多是原发性骨质疏松症，最容易导致骨折。如果患者的病情发展到了骨折阶段，其治愈的可能性就比较小了。

5. 哪些饮食和运动适合骨质疏松症患者?

（1）排骨汤

原料：猪排骨 1000 克，食醋 100 克，黄酒、桂皮、食盐各适量。

制法：排骨洗净，剁成 3～5 厘米长的小段，放入砂锅中，加入黄酒、桂皮和适量清水，大火烧开后改用小火煨 2 小时至骨肉酥烂，加入食盐调味后即可食肉饮汤。

功效：强身壮骨，可预防和治疗骨质疏松症。

（2）黄豆猪皮汤

原料：黄豆 30 克，猪皮 200 克。

制法：猪皮刮去脂肪，洗净切块。黄豆洗净泡软，同猪皮一起放入砂锅中，加水炖煮，除去浮沫，加葱姜，煮至黄豆酥烂后加调料即可食用。

功效：滋阴养血，益气补虚，主治骨质疏松症。

（3）五禽戏

当以外功型为主，模仿"五禽"动作。可根据体质练整套，亦可选练某式，运动量以身体微微出汗为宜。每天练 2 次，每次约 20 分钟。

（4）太极拳

练习太极拳能增强关节的灵活性和韧带的坚韧性，增强机体的骨矿含量，刺激骨形成。练习的次数不限，可因人、因病情不同灵活掌握。

（5）易筋经

可练整套十二式，或选练某几式。其中的倒拖九牛尾、摘星换斗、三盘落地、饿虎扑食等式的作用较明显。

6. 平常伤害骨头的坏习惯有哪些?

答：（1）低头多、仰头少

生活中，有很多不良姿势会对身体造成不同程度的损伤。如低头多、仰头少，就会导致颈椎病的发生。很多人年纪轻轻就出现手麻、头晕等问题，这些一般都是常低着头、很少仰头惹的祸。这是因为人体整个头部的重量都需要颈椎来支撑。如果长期低头，会导致颈椎后部的肌肉劳损，容易失去弹性，甚至影响到韧带、关节囊、小关节，最终造成一系列的颈椎病症状。

（2）久坐

人在处于坐姿时，腰椎的承受压力最大。在不负重的情况下，平躺时腰椎承受的重量大概是体重的 25%；侧卧时腰椎承受的压力是体重的 75%；坐着时，腰椎承受的压力是体重的 140%。为了减少对腰椎的压力，最佳的坐姿是保持"三个直角"：膝盖处、大腿和后背、肘关节。具体如下：颈部直立，使头部获得支撑，两肩自然下垂，上臂贴近身体，手肘弯曲呈 90 度，操作键盘或鼠标，尽量使手腕保持水平姿势。腰部挺直，躯干与大腿呈 90 度，膝盖自然弯曲呈 90度，双脚着地。此外，不要长时间坐着，每隔 10～20 分钟应休息一下，如伸个懒腰，做做提肩运动等，都是不错的选择。

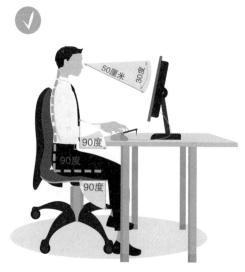

"三个直角"的坐姿有助于保护腰椎

（3）长时间蹲厕所、蹲着干活

很多人都有一种"厕所情结"，在上厕所时看看书、玩玩手机，"享受"一个人独处的时光。这样做不但容易得痔疮和便秘，对人的关节而言也是一个很大的负担。研究表明，平躺时膝盖的负重几乎是零，站起来和平地走路时负重是体重的 1～2 倍，跑步时是 4 倍，而蹲和跪着时是 8 倍。因此，如厕时间最好控制在 5 分钟以内，尽量不要看书、玩手机等。

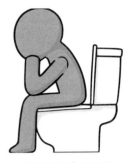

"厕所情结"伤关节

干活时，如洗衣服、择菜、擦地时，搬一个小凳子坐着比蹲着对关节的伤害小得多。老年人和肥胖人群尽量不要深蹲或减少深蹲时间。要下蹲时也要扶着桌子或椅子，减少膝关节的压力。

（4）半坐半躺

半坐半躺的姿势被网民戏称为"北京瘫"，这种姿势当时觉得很舒服，可对骨头来说却很"煎熬"。半卧位时，腰椎缺乏足够支撑，原有弧度被迫发生改变，椎间盘所受重力增大，不利于腰椎和脊柱保持生理结构。时间一长，可能导致肌肉劳损、脊柱侧弯，甚至诱发腰痛、颈椎病和腰椎间盘突出症。

正确的姿势是：双眼目视前方，后背挺直，下背部靠在椅背上。也可在靠背下方放个小靠枕，让下背部保持一种自然的 C 形曲线。膝盖位置稍低于臀部，让大腿与地面平行呈一条直线。如果两脚够不着地面，可以放个鞋盒或几本书垫在脚下，使踝关节自然呈直角。

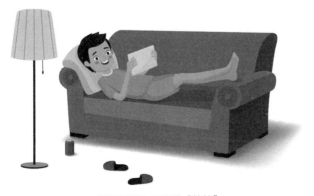

半坐半躺让骨骼受"煎熬"

（5）跷二郎腿

跷二郎腿这个姿势也许能让人一时舒坦，但却给髋部、腰部埋下了"健康炸弹"。跷二郎腿时，整个身子是偏斜的，身体的重量会压在骨盆的一侧，时间长了会让骨盆发生偏斜、偏移，变得不对称。另外，跷二郎腿还会导致腰椎与胸椎压力分布不均，引起脊柱变形，诱发腰椎间盘突出症。

7. 孕产妇为何需要补钙？

答：几乎100%的健康孕妇在分娩后都存在自身缺钙的现象。这是因为，在整个孕期和哺乳期，母体为胎儿输送的总钙量超过100克，占母体自身总钙量的7.5%。因此，孕期和哺乳期母体的骨钙流失严重。生育次数越多、生育间隔越短，骨质疏松症的发生风险越高，这类孕妈妈更需重点关注钙的摄入。

8. 骨质疏松症是老年人"专利"，年轻人不会得？

答：这种看法是错误的！人们通常把骨质疏松症视为老年病，好像它与年轻人不沾边。事实上，骨质疏松症并非老年人的"专利"，时下有些三四十岁的中青年，尤其是体型消瘦的年轻女性，也有可能罹患此病，这与不良的生活方式有很大关系。如今，生活在城市的许多职场人士，平常缺乏户外锻炼，阳光照射不足，吃饭挑食或过度节食，钙和维生素D摄入不足，喜嗜烟酒咖啡等，这些不良的生活方式，都可能导致年纪轻轻就患上骨质疏松症。

第二十二章　骨盆倾斜

骨盆的发育

骨盆是联结脊柱和下肢之间的盆状骨架，是由后方的骶骨及尾骨和左右两髋骨联结而成的完整骨环。骨盆联结的主要是耻骨联合和骶髂关节，既能将体重传递到双下肢，作为游离下肢的活动基础，又能支持、保护盆腔内器官。

自人类直立行走以来，骨盆逐渐变得又宽又扁，从而为下肢核心肌肉提供附着点，以方便稳住上半身和拉动双腿前进，达到最大化提升下肢肌肉效能及增加躯干的负重能力的目的。

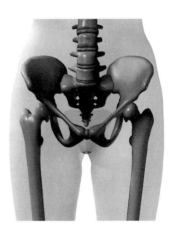

骨盆对人体平衡至关重要

骨盆对人体的平衡至关重要

早前有学者提出构成骨盆的骶骨就是最后一节腰椎的理念，目前，该观点在脊柱外科已受到广泛认可。作为腰椎前凸的止点及躯干的延续结构，正常的骨盆在生理上即存在前倾角。直立时，骨盆两髂前上棘和耻骨联合位于同一冠状面内，女性的髂前上棘前倾约 1 厘米。

骨盆前倾是为了适应自身人体结构，调整身体重心，维持身体的整体平衡。一般来说，骨盆前倾是一种骨盆的自然状态，许多人都存在骨盆前倾，大多数人无需矫正。异常骨盆前倾多见于脊柱畸形，如有原发病导致异常骨盆前倾者需要治疗原发病。在日常工作和生活中，端正坐姿和站姿有利于改善体态。

骨盆形态及前倾程度对人体矢状面平衡起着至关重要的作用。骨盆参数是站立位躯干全长侧位 X 线片上反映骨盆形态的相关参数，脊柱矢状面形态与骨盆参数密切相关。相关临床研究显示，脊柱滑脱、脊柱畸形、腰椎退行性疾病患者的骨盆参数均有不同程度的特征性变化。因此，骨盆参数在腰椎生理曲度重建中的应用日益受到关注。

1. 骨盆入射角

骨盆入射角（Pelvic Incidence，PI）是指从股骨头中心到骶骨终板中点的直线和垂直于骶骨终板中心的直线所成的夹角。PI 被视为真实反映骨盆解剖形态的参数，在个体间存在一定差异，但在同一个体的测量值则较恒定，不随体位变化而变化，且自骨骼生长停止后保持恒定。文献报道的大样本研究结果显示，PI 值在儿童和青少年期有轻微增长趋势，成年后达到稳定状态。

2. 骨盆倾斜角

骨盆倾斜角（Pelvic Tilt，PT）是指源自股骨头中心和骶骨终板中点的连线与经过股骨头中心的垂直参考线所成的夹角。PT 是体位相关性参数，是反映骨盆前倾或后倾角度的指标。研究发现，PT 是反映脊柱畸形代偿程度的指标，脊柱畸形患者通过骨盆后倾（PT 值增大）来代偿脊柱失衡。在人体正常的退变中，腰椎前凸逐渐丢失从而使躯干发生前倾，而人体为维持重力线位置的恒定，会使骨盆发生代偿性后倾从而使 PT 值增大。

3. 骶骨倾斜角

骶骨倾斜角（Sacral Slope，SS）为水平参考线和骶骨终板线所成的夹角，表示骶骨的旋转范围。SS 数值小于 35 度时腰椎前凸变得"平而短"，SS 数值大于 45 度时腰椎前凸相对"长而弯"，与腰椎前凸角存在较强的相关性。

4. 骨盆参数的临床意义

"几何论证"证明了 PI、PT 和 SS 的关系，其中一个参数的变化会影响其他测量值和骶骨 - 骨盆的整体对位关系。个体间具有特定的 PI 值。不同于 PI 值，PT、SS 是与体位相关的位置参数。当姿势改变时，PT、SS 值会随着骨盆空间位置的变化而改变。以往研究表明，脊柱矢状面参数存在很大个体差异，在青年、中年和老年健康人群以及患有慢性腰痛患者中差异明显。

根据骶骨－骨盆的形状和方向，腰骶关节将经历正常和剪切力的不同组合。这可能使一些个体易于发生慢性腰背部疼痛、腰椎滑脱等疾病。

腰椎退行性疾患与骨盆倾斜的关系

究竟骨盆前倾跟腰腿痛是否存在关联？是否需要通过网络上盛传的健身操、瑜伽等锻炼方式矫正骨盆前倾？基于作者临床经验、所经历众多脊柱患者及大量文献所阐明的退变机制而言，骨盆前倾与腰腿痛、腰椎退行性相关疾患不存在关系。相反，在正常生理情况下，骨盆前倾大，表明个体抵抗脊柱生理曲度减少、矢状面失衡的能力强。总而言之，就健康的青中年人群而言，骨盆前倾大，外观翘臀明显，是完全正常、健康的生理状态，无需也无法通过网络所谓的锻炼进行矫正。下文中，将从脊柱退变的脊柱、骨盆倾斜的改变及腰腿痛症状的机制进行进一步阐述。

随着年龄的增长，机体内各类器官会一同老化，功能逐步退化，作为支撑躯干的脊柱也不例外。腰椎椎间盘持续承担上部躯干体重及躯体运动的任务，髓核组织内水分随着机体老化而逐渐减少、椎间隙高度逐步下降，从而导致脊椎生理曲度丢失。其中，腰椎前凸及颈椎前凸的减少最为明显，使人体矢状面的重力线前移。这就是老年人群容易出现驼背、重力线前倾的原因。

机体可通过多种机制进行自我调节，恢复脊柱重力线位置，重建脊柱矢状面平衡。

代偿性增加腰椎前凸的机制主要包括：增加腰背肌肉收缩，于腰椎后方施加相向的作用力；椎间隙活动度增加，局部开角增加。

代偿性后移脊柱重力线的机制主要包括：减少骨盆前倾；屈曲髋关节；屈曲膝关节。因此，骨盆前倾大，特别是骨盆入射角大的个体，在年龄增长、脊柱退变程度加重时，其代偿能力更强。

当以上机制均不足以代偿脊柱退变引起的重力线前移时，脊柱就会不可避免地出现矢状位失衡，进而影响脊柱应力及局部负荷，进一步加速退变进程，从而陷入恶性循环。当脊柱退变到一定程度形成椎管狭窄、椎体滑脱、退变性脊柱侧凸时，可引起局部腰背痛、压迫脊髓神经引起下肢放射性疼痛等症状。因此，腰腿痛及骨盆前倾均是脊柱退变，在矢状位失衡、重力线改变后，引起不同阶段的表现及症状，二者出现的原因均是脊柱退变，是不同病程进展的两种表现，而二者间并不存在相互关联。

骨盆倾斜健康问答

1. 什么是正常的骨盆前倾？如何判断骨盆前倾？

答：骨盆形态及前倾程度对人体矢状面平衡起着至关重要的作用，而骨盆参数是衡量骨盆形态的客观指标，是站立位躯干全长侧位 X 线片上反映骨盆形态的相关参数。前文已叙述，常用的骨盆参数包括：骨盆入射角（PI），骨盆倾斜角（PT），骶骨倾斜角（SS）。其中 PT 与 SS 是姿势参数，会随着脊柱及髋关节的屈伸姿势而变化，但是两者的数值总和维持在一个大致恒定的范围。比如，当弯腰或者屈曲髋关节时，引起骨盆前倾，SS 增加而 PT 则相应减小；反之，当伸腰及伸直髋关节时，引起骨盆后倾，SS 增加而 PT 则相应减小。

2. 哪些疾病可引起骨盆异常前倾？

答：少部分脊柱畸形患者，特别是合并有引起胸段或胸腰段后凸减少的畸形，如脊柱侧弯合并平背畸形的患者，由于重力线后移，可引起骨盆过度前倾以维持正常矢状面平衡。

髋关节发育不良的患者可能通过骨盆前倾增加股骨头的覆盖，减少髋关节脱位的发生。

一些神经源性的患者，可能会存在骨盆周围肌肉功能的异常，导致其骨盆前倾。

一些罕见的综合征，如面肩肱型肌营养不良患者，由于局部神经及椎旁肌肉功能失调，脊柱整体失去正常生理曲度，矢状面呈过前凸的形态，可引起过度的骨盆前倾。

3. 骨盆前倾后，在外观上会有何种表现？

答：骨盆前倾是正常的生理状态，无需进行特殊干预。过度的病理性骨盆前倾往往也是各种脊柱畸形所导致，此时脊柱畸形会引起更显著且易于观察的症状，如脊柱出现明显弯曲，双肩不等高，弯腰时背部一侧明显突起，躯干向一侧偏移，双下肢不等长等。出现以上表现时，需尽快到专业医院骨科就诊。

4. 缺乏锻炼、长期久坐和坐姿不良，需要去医院检查是否存在骨盆前倾吗？

答：如果你缺乏锻炼、长期久坐和坐姿不良，可能存在骨盆前倾的情形，而这种情况也是一种正常的生理状态。久坐时，骨盆前倾的状态本身并不会引起任何不良的后果，但是与站立位和卧位相比，坐位时的脊柱特别是椎旁肌和椎间盘所承受的压力更大，时间长了可能会引起腰背肌肉劳损以及椎间盘病变。因此，需要避免久坐及不良坐姿，坐着工作一小时，应站起来休息十分钟，平时注意加强腰背肌肉的锻炼。

5. 网上介绍了许多自测骨盆前倾的方法，请问这些方法可靠吗？

答：根据前文的内容，各位读者应该了解到以下几点：首先，自测骨盆前倾没有任何意义，骨盆前倾与腰背痛一般没有直接关系；其次，自测骨盆倾斜方法都是粗略的判断，没有科学依据，徒手测量误差非常大，没有任何参考意义。

如果没有明显的脊柱畸形、双肩不等高、弯腰时背部一侧明显突起、躯干向一侧偏移、双下肢不等长等表现，只是因为骨盆前倾就没必要去医院检查。

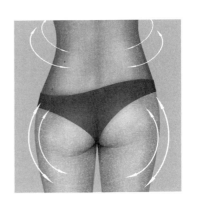

预防骨盆前倾，要避免久坐